Método Dukan

Os 100 alimentos permitidos

DR. PIERRE DUKAN

Autor do best-seller
Eu não consigo emagrecer

Método Dukan
Os 100 alimentos permitidos

Com a preciosa colaboração de
Carole Kitzinger e Rachel Levy

Tradução
Ana Adão

1ª edição

Rio de Janeiro | 2016

CIP-BRASIL. CATALOGAÇÃO NA FONTE
SINDICATO NACIONAL DOS EDITORES DE LIVROS, RJ.

D914m

Dukan, Pierre, 1941-
    Método Dukan: os 100 alimentos permitidos / Pierre Dukan; tradução Ana Adão. - 1. ed. - Rio de Janeiro: Best Seller, 2016.
    256 p.; 21 cm.

    Tradução de: Les 100 aliments Dukan à volonté
    ISBN 978-85-7684-257-6

    1. Dieta de emagrecimento. 2. Hábitos alimentares - França. 3. Emagrecimento. 4. Nutrição. I. Título.

16-30389
    CDD: 613.25
    CDU: 641.5

Texto revisado segundo o novo Acordo Ortográfico da Língua Portuguesa.

Título original
LES 100 ALIMENTS DUKAN À VOLONTÉ
Copyright © 2010 by Pierre Dukan
Copyright da tradução © 2016 by Editora Best Seller Ltda.

Capa: Sense Design
Editoração eletrônica: Ilustrarte Design e Produção Editorial
Elaboração das receitas das páginas 29, 41, 47, 53, 57, 63, 65, 77, 79, 81, 91, 93, 95, 97, 103, 105, 107, 111, 113, 115, 131, 133, 145, 147, 153, 179, 185, 187, 211, 213, 217, 229, 231, 235, 239 e 245 pelo chef Fábio Watanabe
Elaboração dos textos nutricionais das páginas 40, 46, 52, 56, 60, 62, 74, 76, 78, 80, 90, 92, 94, 96, 102, 110, 112, 114, 130, 132, 144, 146, 152, 184, 210, 212, 216, 228, 230, 238 e 244 por Barbara Giorgete

Todos os direitos reservados. Proibida a reprodução, no todo ou em parte, sem autorização prévia por escrito da editora, sejam quais forem os meios empregados.

Direitos exclusivos de publicação em língua portuguesa para o Brasil adquiridos pela
EDITORA BEST SELLER LTDA.
Rua Argentina, 171, parte, São Cristóvão
Rio de Janeiro, RJ — 20921-380
que se reserva a propriedade literária desta tradução

Impresso no Brasil

ISBN 978-85-7684-257-6

Seja um leitor preferencial Record.
Cadastre-se e receba informações sobre nossos lançamentos e nossas promoções.

Atendimento e venda direta ao leitor
mdireto@record.com.br ou (21) 2585-2002

Sumário

Introdução 7
O fundamento, os princípios e a prática
do método e da dieta Dukan 10
Carnes 25
Miúdos 45
Embutidos 59
Peixes 67
Aves 117
Proteínas vegetais 129
Laticínios 137
Ovos 151
Frutos do mar 157
Vegetais 177
Molhos 251

Introdução

Quando declaramos uma guerra e nos preparamos para o combate, a primeira ordem é começar pela verificação das próprias armas e munições, dos mapas e das provisões.

Emagrecer é uma guerra, algo particular e, muitas vezes, enriquecedor, pois para seguirmos em frente, vamos contra nós mesmos. Mais de trinta anos de experiência me ensinaram que os maiores adversários da luta contra o sobrepeso são os pacifistas, aqueles que acreditam que o bom senso e o apelo à razão e ao equilíbrio são suficientes na batalha contra os perigos e a violência do sobrepeso. Quando os bárbaros sitiaram Bizâncio, os hierarcas discutiam o sexo dos anjos. "Seriam machos ou fêmeas?", debatiam eles, enquanto a violência dos alanos e dos hunos pulverizava os portões da cidade! "Coma menos, mexa-se mais" é um conselho vão quando não vem acompanhado das instruções para ser realizado.

Dito isso, volto à minha guerra, ao método que apresenta os 100 alimentos deste livro. É minha obrigação contextualizá-los. Talvez você esteja pensando que sou um pouco dramático por empregar um vocabulário tão marcial para um mero problema de sobrepeso. Se este for o caso, você está enganado, pois o que, há 15 anos, poderia ser um "mero problema", hoje tornou-se nada menos que um assassino em série que provavelmente mata mais que a Aids e a gripe suína juntas. E não estou falando dos efeitos colaterais, do custo econômico e dos sofrimentos que o sobrepeso impõe às pessoas que transforma, ao ponto de nem se reconhecerem.

Permita-me falar de guerra, pois se trata de uma, e o simples fato de ter comprado este livro me leva a pensar que você tem consciência disso; você, cuja angústia conheço bem, pois me foi confiada em diversas ocasiões ao longo de mais de trinta anos. É, aliás, porque sou médico e por tê-lo visto sofrer, por ter me sentido desarmado, que criei este método, tateando o terreno, ajustando e aperfeiçoando a dieta, ouvindo suas perguntas, seus sentimentos, suas sugestões.

Hoje em dia meu método está construído, é coerente, estruturado, global. E tudo que vocês me dizem por carta, e-mail ou pessoalmente me faz pensar que ele está pronto para avançar diante desse bicho de sete cabeças que é o sobrepeso planetário, o qual, até o presente momento, não impediu o avanço de meu método no território conquistado.

Criei um plano de batalha para este método de guerra, com suas fases e seus episódios, seus combates sucessivos, seu objetivo, o Peso Ideal de cada um, sua bandeira, suas vitórias, mas também suas trincheiras, seus reveses e desvios. E, um dia, a batalha final, a vitória com um armistício acerca de um peso negociado. Acordo assinado, porém com um inimigo que aguarda seu momento para retomar as armas e recuperar o espólio perdido. Assim, tudo passa aos cuidados dos civis, que devem proteger esta paz, aprender sobre seus riscos e munir-se contra eles. No entanto, esta guerra muitas vezes foi travada, sem jamais conseguir instaurar a paz, e, sem ela, nada é verdadeiramente dominado ou ganho.

Se você, leitor ou leitora, comprou este livro, é porque talvez saiba quem eu sou, ou melhor, qual é o meu método. No entanto, é possível que você tenha apenas se sentido atraído pelo título. Por isso, vou explicar em algumas páginas o que há por trás de cada um desses alimentos: um método construído ao longo de anos, de décadas, um método para fazer com que você, que quer emagrecer, finalmente tenha êxito.

Estes 100 alimentos são como uma aljava repleta de flechas que você vai carregar para enfrentar os quilos a mais. E vai precisar muito deles. Mas, atenção! Esses 100 alimentos, juntos, fazem sentido apenas dentro do meu método, pois são permitidos sem restrição de quantidade, de misturas ou de horários; um verdadeiro bufê! Antes de apresentar rapidamente cada um deles, dedicarei algumas páginas à explicação das principais diretrizes do meu método.

O fundamento, os princípios e a prática do método e da dieta Dukan

O método que o público nomeou em minha homenagem é o projeto da minha vida. Desde que me tornei médico — inicialmente, médico generalista —, tive o imenso prazer de curar todos que podiam ser curados.

Quando passei a atuar como nutrólogo, tentei aplicar o que me ensinaram e logo percebi que, com os métodos comuns, o jogo já estava perdido de antemão.

Assim, muito cedo, estabeleci uma dieta, depois um plano e então um método; a princípio, era para meus pacientes, depois para meus leitores e, em seguida, para os internautas. E, finalmente, para meus colegas, médicos generalistas.

Todos eles se organizaram como uma comunidade que, progressivamente, atravessou fronteiras e culturas.

Atualmente, estou convencido de que, no retrospecto de 35 anos de experiência, proponho a maneira mais eficaz de não sucumbir ao avanço do sobrepeso no mundo.

Este método é baseado em seis conceitos principais:
- **100 alimentos, 66 de origem animal, 34 de origem vegetal.**
- **Os 100 alimentos podem ser consumidos À VONTADE!**
- **Uma estrutura sólida, com quatro fases sucessivas, que ajuda a pessoa que deseja perder peso desde o primeiro dia, e para sempre.**
- **Prioridade absoluta para a consolidação do Peso Ideal e, posteriormente, para sua estabilização definitiva.**
- **Uma atividade física prescrita "como se fosse um medicamento", com prioridade absoluta para A CAMINHADA.**
- **Acompanhamento diário online pelo site oficial www.dietadukan.com.br, com o recebimento de orientações pela manhã, com base em um relatório enviado à noite.**

Meu método foi concebido como um TODO. Cada etapa tem uma missão, indissociável das outras três. Portanto, é preciso segui-lo em sua totalidade; caso contrário, nem recomendo começá-lo. E atenção especial às duas partes de consolidação, sem as quais o conjunto está fadado ao fracasso.

Em contrapartida, a dieta apresenta vantagens certeiras e sua motivação certamente permanecerá estável, por três motivos:
- O método oferece a você uma lista de instruções bastante precisas, que proporcionam uma orientação bem embasada e reduzem as hesitações, restrições e frustrações.
- O método propõe uma dieta totalmente natural. E, entre as dietas naturais existentes, é a que apresenta melhores resultados.

- Finalmente, é uma dieta sem frustrações: não há restrição de quantidades.

Mostrarei neste livro os grandes princípios do meu método em um panorama que vai ajudá-lo a entender melhor seu modo de funcionamento. Mas, caso você já tenha familiaridade com a dieta e se sinta motivado o bastante para segui-la, aconselho que invista na compra de um exemplar de *Eu não consigo emagrecer*. Este livro vai fazê-lo entender melhor o modo de ação da dieta, um diário de bordo completo, além de oferecer todas as respostas às perguntas de alguém que enfrenta o sobrepeso.

Além disso, se achar que precisa de ajuda, de acompanhamento, de orientação cotidiana, de receitas para o dia a dia, se deseja receber instruções alimentares, físicas e um suporte de motivação todas as manhãs ou ainda se, todas as noites, quiser anotar e enviar seus resultados, de modo que sejam levados em consideração para a elaboração das instruções do dia seguinte, encontrará tal ajuda no site www.dietadukan.com.br. Não deixe de usar o código "100alimentos" para se beneficiar da oferta exclusiva aos meus leitores.

As quatro grandes etapas da dieta Dukan

Fase 1: as proteínas puras (PP)

É a fase de ataque da dieta, composta por 66 alimentos dentre os mais ricos em proteínas. O começo da dieta é impressionante e a perda de peso, muito rápida e bastante motivadora.

Fase 2: proteínas + legumes (PL)
Depois da fase de ataque, vem a de cruzeiro, ao longo da qual você vai adicionar 34 legumes às 66 proteínas, alternando um dia com legumes e um dia sem, até chegar ao Peso Ideal.

Fase 3: fase de consolidação
Com o Peso Ideal alcançado, você deverá evitar, a todo custo, o efeito sanfona, a inevitável tendência do corpo a ganhar novamente os quilos perdidos. Atenção! Esta fase é estratégica e dura dez dias para cada quilo perdido.

Fase 4: fase de estabilização definitiva
Esta é a fase de retorno a uma alimentação espontânea, com três medidas de proteção simples, concretas e eficazes, mas não negociáveis e tem como base sólida de segurança a totalidade dos alimentos da fase de consolidação.

A fase de ataque

Este período é o mais motivador, pois você vai ver o ponteiro da balança baixar com uma velocidade vertiginosa, um pouco como se estivesse fazendo jejum, mas comendo À VONTADE.

O plano de ataque é uma verdadeira máquina de guerra. O objetivo, ao longo desta fase muito breve, é que você consuma os alimentos mais naturais que existem, escolhidos por serem os mais ricos em proteínas, eliminando, assim, todos os outros nutrientes. Na verdade, não é possível eliminar totalmente os carboidratos e os lipídios da sua alimentação. Com exceção da clara de ovo, não existe qualquer alimento exclusivamente proteico. Assim sendo, sua dieta vai reagrupar certo número de alimentos cuja composição é a mais rica possível em proteínas, ao mesmo tempo que será pobre em gorduras e carboidratos. É o caso de certas carnes, peixes, frutos do mar, aves sem pele, ovos, presuntos magro ou light e laticínios com 0% de gordura.

Duração: este período pode durar entre dois e sete dias, de acordo com o caso, o indivíduo e quantos quilos tiver a perder.

Resultados: a perda obtida vai de 1kg, para pessoas que tenham menos de 10kg a perder, com uma duração de ataque de dois a três dias, até 4kg, ou mesmo 5kg, para pessoas que tenham mais de 20kg a perder e para quem a fase de ataque pode durar até sete dias, nos casos mais graves de obesidade.

A fase de cruzeiro

A cruzeiro, uma alternância entre proteínas puras (PP) e proteínas + legumes (PL).

A segunda fase é a que se segue à de ataque e introduz os legumes em alternâncias variáveis, de acordo com o caso, o sexo, a idade, o peso a ser perdido. Sua alternância mais simples é a de um dia de PP alternado com um dia de PL. Assim como a de ataque, a de cruzeiro autoriza a mesma liberdade em relação às quantidades, aos horários e às misturas de alimentos. Essas duas fases sucessivas são o equivalente a um bufê. Neste bufê, tudo é seu. No entanto, o que não é seu deve ser esquecido até que você chegue ao seu Peso Ideal. A ausência de restrição de quantidade, associada à regularidade da perda de peso, é o motor do método, o que vai fazer com que você emagreça sem sentir fome e frustração. Tais alimentos constituem uma base sólida que será definitivamente sua alimentação por toda a vida.

Duração: esta fase deve ser seguida continuamente, até a obtenção do peso desejado, com uma perda de peso média de 1kg por semana.

A fase de consolidação

A reintrodução em dois tempos.

Esta fase, assim como as outras três, tem uma missão própria. Ela foi concebida para servir de transição entre a dieta total e a não dieta. A passagem é crucial e bastante técnica, pois trata-se de introduzir diversos alimentos para recompensar a pessoa que chegou ao Peso Ideal, porém sem fazer com que corra-se o risco de ver o ponteiro da balança subir novamente; em suma, para evitar o clássico e devastador "efeito sanfona".

Como foi obrigado a emagrecer, seu organismo vai aproveitar essa abertura para tentar ganhar peso novamente, e com uma energia proporcional à quantidade de peso perdido.

Seu corpo tem duas maneiras de fazer isso: reduzir drasticamente seus gastos e aumentar seus lucros, aproveitando ao máximo os alimentos consumidos. Uma refeição farta, que teria pouco efeito antes do início da dieta, apresentará consequências muito mais pesadas ao longo desse período. Por este motivo, as quantidades de alimentos muito ricos em gorduras ou carboidratos ainda serão descartadas para esperar, sem riscos, o retorno à calmaria do metabolismo e o esgotamento do efeito sanfona, tão presente no insucesso das dietas emagrecedoras.

Duração: está ligada à quantidade de peso perdido e é calculada de maneira muito simples: dez dias de consolidação para cada quilo perdido. Exemplo: 10kg perdidos, cem dias de consolidação; 5kg, cinquenta dias.

Aos 100 alimentos de proteínas e legumes da fase de cruzeiro, adicionam-se uma e depois duas frutas, duas fatias de pão integral, 40g de queijo, uma e depois duas porções de feculentos por semana, e uma e depois duas refeições de gala por semana. Tudo isso com a proteção de uma quinta-feira de proteínas puras.

A fase de estabilização definitiva

Três medidas simples para sempre.

Qualquer pessoa que tenha feito uma dieta e emagrecido sabe muito bem, por experiência própria, que o fato de perder peso não traz, em si, qualquer garantia de estabilidade do peso conquistado. Ao contrário, toda dieta dá ao corpo a possibilidade e o tempo de aprender a resistir às dietas.

Assim sendo, é crucial que o peso consolidado continue sob controle, sob alerta e contra-atacando gradualmente qualquer ameaça de recuperação de peso. Mas também é importante que esse controle seja suficientemente flexível e discreto para ser aceito a longo prazo.

O controle é garantido graças a três medidas simples, concretas, fáceis e nada dolorosas, mas também não-negociáveis:

A quinta-feira de proteínas puras.

Parar de usar o elevador + 20 minutos de caminhada.

3 colheres de sopa de farelo de aveia.

Duração: o máximo de tempo possível; ou, melhor ainda, o restante de sua vida... Para que você possa comer como todo mundo sem ganhar peso novamente.

O farelo de aveia

Este é muito mais que um de meus 100 alimentos: ele faz parte dos alimentos fundamentais. É o único no mundo que tem a vantagem de ter uma ação emagrecedora. Por quê? Porque ele possui duas propriedades físicas que, a partir de sua entrada no tubo digestivo, o transformam em uma verdadeira esponja viscosa e colante com virtudes emagrecedoras.

Absorção. Suas fibras solúveis são capazes de absorver em média até 25 vezes seu volume de água. Uma colher de sopa de 12g, assim que chega ao estômago, vai se encher de 300g de água e formará uma bola de 312g, volumosa o bastante para propiciar uma sensação de saciedade rápida e durável.

Viscosidade. O farelo de aveia chega ao intestino delgado misturado a outros alimentos. Neste estágio, forma-se uma papa rica e nutritiva que está pronta para entrar no sangue. É neste momento que o farelo apresenta seu papel mais importante. Graças à sua alta viscosidade, tudo à sua volta cola nele, fixando e captando os nutrientes de contato e as calorias neles contidas, levando-as consigo nas fezes, para fora do corpo, e produzindo, assim, um gasto calórico — modesto, certamente, mas que vai se repetir com frequência e durante muito tempo.

Por outro lado, além de sua ação no sobrepeso, o farelo de aveia freia a assimilação dos açúcares, reduz o colesterol e facilita o trânsito intestinal. É mágico!

O farelo é parte integral de minha dieta. Prescrevo-o em doses que variam de acordo com as fases. Veja a maneira como ele se integra ao meu método:

- 1½ colher de sopa por dia na fase de ataque.
- 2 colheres de sopa por dia na fase de cruzeiro.
- 2½ colheres de sopa por dia na fase de consolidação.

- 3 colheres de sopa por dia na fase de estabilização.
- O farelo de aveia Dr. Dukan pode ser comprado na loja online da dieta Dukan, assim como nas principais redes de supermercados do país. É consumido em forma de panquecas, crepes, bolos, mingaus etc.

Cuidado, pois nem todos os farelos de aveia têm a mesma eficácia.

A maior parte dos farelos de aveia de hoje em dia são fabricados de maneira tradicional, apenas para o uso culinário, e nem sempre são adaptados ao uso para a saúde e para o emagrecimento. Tais novas propriedades medicinais dependem, essencialmente, de sua moagem e peneiração.

A moagem é o grau de trituração e o tamanho de seus grãos. Um farelo moído demais ou muito fino é mais fácil de ser cozido, mas perde a essência de sua ação medicinal e para o emagrecimento. Um farelo muito grosso perde a viscosidade e a ação de gasto calórico.

A peneiração separa a farinha de aveia, rica em açúcares, do farelo de aveia, pobre em açúcares e rico em fibras e proteínas. Um farelo que não tenha sido suficientemente peneirado contém muitos açúcares, é mais doce, porém emagrece menos.

Trabalhei pessoalmente com um grupo de engenheiros agrônomos da Finlândia, primeiro país europeu produtor de farelo de aveia, para relacionar os dados clínicos e biológicos às técnicas de fabricação. Este trabalho em conjunto nos ajudou a definir um índice de otimização das propriedades nutricionais do farelo de aveia. Por enquanto, essa otimização aumenta um pouco o custo de fabricação, mas um acordo dos produtores europeus permitiria uma uniformização do custo do farelo culinário e do farelo nutricional.

A atividade física: a caminhada

Em uma dieta para emagrecer, a atividade física não é apenas necessária, e sim indispensável!

Além disso, parei de me limitar a aconselhá-la: atualmente, prescrevo-a como se fosse um medicamento. E, surpreendentemente, essa passagem simples do conselho à prescrição mudou radicalmente a cartada, pois a indicação é seguida.

Desse modo, mexer-se tornou-se o segundo motor do meu método, ao qual chamei AFPM: atividade física sob prescrição médica.

A caminhada como um remédio para emagrecer

Entre todas as atividades físicas, escolhi promover a caminhada. Por quê? Porque é a atividade mais natural, a mais eficaz, a que tem o menor custo e a menos traumática. Pode ser praticada em qualquer lugar e a qualquer hora do dia, sem precisar de uma roupa específica. E também é a única que pode ser proposta sem riscos ao obeso, independentemente do peso da pessoa em questão.

A caminhada deve ser praticada com um passo regular e ininterrupto, com uma boa respiração, pois a oxigenação é uma ferramenta negligenciada na luta contra o sobrepeso. Nunca se esqueça de que os metabolismos precisam de oxigênio para uma queima eficaz de gorduras de reserva.

A prescrição entra em meu método da seguinte forma:

- 20 minutos por dia na fase de ataque.
- 30 minutos por dia na fase de cruzeiro.

Nesta fase, que será inevitavelmente pautada por períodos de desaceleração e estagnação chamados de "platôs" —

que são os maiores motivos de abandono ou de fracasso da dieta —, deve-se passar de 30 minutos para 1 hora por dia, durante quatro dias, a fim de "acabar com o platô".

- ◆ 30 minutos por dia na fase de consolidação.
- ◆ 20 minutos por dia na fase de estabilização.

A atividade física utilitária inserida naturalmente ao cotidiano

Além da caminhada, aconselho veementemente que você aproveite cada oportunidade que a vida cotidiana lhe dá para usar seu corpo com fins utilitários, para reintroduzir o corpo à "verdadeira vida".

Tente entrar em guerra contra os robôs que erradicam os movimentos, contra as engenhocas que paralisam, que constituem metade de você, de seu corpo. Não estou falando de filosofia, mas, no seu caso, de uma luta declarada contra o sobrepeso.

Abandone o elevador, vá passear com seu cachorro, se tiver um, faça suas compras a pé, lave sua louça à mão, arrume sua cama, passe o aspirador de pó, cuide do jardim. Volte a fazer tudo aquilo para o que seu corpo foi feito, com seus oitocentos músculos. O simples fato de existirem, de serem tantos e a profundidade de sua integração cerebral provam que têm uma máxima importância na vida de um ser humano. E que o fato de abandoná-los só acarreta uma "punição".

Enfim, tente mudar seu olhar a respeito dos gestos e do movimento. Empenhe-se para deixar de considerar o esforço como uma tarefa entediante, inimiga e inútil, e sim como um gesto e um movimento que têm sentido e que só vão lhe fazer bem. Quando um objeto escorregar de suas mãos e cair no chão, não pragueje: pegue-o do chão com o máximo de esforço possível, dobre os joelhos em vez de curvar as costas. Pode parecer muito pouco, mas garanto a você que, desse modo, vai inverter a ordem das coisas pela raiz.

O acompanhamento diário on-line, uma ferramenta de enorme importância para o método

O Peso Ideal. Emagrecer e não engordar novamente é uma tarefa muito mais difícil e complexa do que pode parecer. Chegar ao Peso Ideal demanda uma verdadeira motivação e vontade de mudar; e, para quem tem muito peso a perder, uma boa dieta. No entanto, para que este peso alcançável também possa ser conservável, é preciso algo além, pois justamente por confundirmos muito esses dois pesos, com frequência conseguimos emagrecer, mas acabamos nos deparando com novos ganhos de peso desesperadores.

Procurar emagrecer de maneira durável e se curar do sobrepeso exige que você conheça o peso que é capaz de atingir e conservar. Cada indivíduo, em função de seu sexo, sua idade, seu histórico familiar e de sua hereditariedade, assim como de sua estrutura óssea, da quantidade de gestações que teve, do histórico de seu combate ao sobrepeso e do número de dietas que já fez, detém um peso possível de ser conquistado e, ao mesmo tempo, possível de ser conservado. Chamo esse peso de Peso Ideal de cada um. Para calculá-lo, acesse meu site www.dietadukan.com.br e responda às 11 perguntas. Assim, você vai obter o peso de referência, o cálculo é gratuito. Conhecer esse peso não é recomendado por simples curiosidade, mas algo altamente estratégico, pois define uma referência e uma norma calculada em função de critérios médicos. Conhecê-lo vai fazer com que você não parta para a batalha com um objetivo irreal ou, pior ainda, com um objetivo de peso que diminui à medida que você emagrece; ou, ainda mais grave, um peso que você não vai conseguir conservar e que, necessariamente, o conduza ao fracasso.

O acompanhamento na internet

Por outro lado, quase dois milhões de leitores compraram meu livro *Eu não consigo emagrecer*, que contém o fundamento e a prática do meu método. Eu não poderia dizer quantos, entre os que o leram, seguiram minha dieta, quantos chegaram ao Peso Ideal e, menos ainda, quantos são os que, tendo ido até o fim das quatro fases, conseguiram estabilizar seu peso a longo prazo.

Sei, por receber inúmeras cartas e muitos e-mails, que muitas pessoas conseguiram emagrecer e estabilizar o peso obtido, mas que muitas pararam por ali, não fizeram as duas últimas fases de consolidação e estabilização e ganharam novamente parte do peso perdido.

Em contrapartida, muitos me disseram ter entendido perfeitamente e aderido ao espírito do método, mas que não tinham forças para realizar a empreitada sozinhos. Para chegar lá, eles precisavam ser acompanhados, dirigidos, guiados e motivados, dia após dia, quilo após quilo.

Isto é algo que sempre entendi. Eu, para quem o acompanhamento se tornou a essência da vida profissional, sou alguém que constata todos os dias o quanto é difícil abandonar a facilidade de comer que nos ajuda a passar por todas as opressões, insatisfações e todos os estresses da vida atual, tanto no plano profissional quanto no afetivo e no social.

Para estes homens e mulheres que sofrem todos os dias com o sobrepeso, sem conseguir remediá-lo, busquei uma solução de acompanhamento aplicável em grande escala, pois, na França, existem apenas pouco mais de trezentos médicos nutrólogos para vinte milhões de pessoas com sobrepeso que necessitam de cuidados médicos. Na época, achei revolucionário o acompanhamento da adaptação à dieta proposta pelos Vigilantes do Peso. A vantagem das reuniões em grupo era tão grande que conseguia compensar a fragilidade da dieta dos Vigilantes, fundada, infelizmente, no arcaico sistema de calorias. Atualmente, com o surgimento das novas tecnologias e a facilidade das trocas pela internet, é possível evitar o deslocamento de pessoas e que tenham que partilhar ao vivo seus resultados e sua intimidade.

Carnes

Alcatra

É um dos cortes de carne mais recomendados na minha dieta. É uma carne macia, magra e saborosa, de origem bovina e perfeita para ser grelhada. É um corte magro, uma carne cheia de fibras musculares curtas.

Características nutricionais gerais
A alcatra é um dos cortes mais magros e está entre os melhores. Possui de 4g a 5g de lipídios a cada 100g de carne, é rica em proteínas, em ferro e em zinco. É infinitamente mais saborosa que as carnes de hambúrguer, com 5% de gordura.

Papel na dieta Dukan
A alcatra tem um papel importante na minha dieta. O açougueiro frequentemente separa o filé de alcatra, pedaço quase tão macio quanto o filé-mignon e mais gostoso, e há o bife, menos macio (é um pedaço que o açougueiro deixa "amadurecer" durante sete dias antes da venda), mais duro e um pouco menos magro.

Modos de preparo na dieta Dukan
O preparo clássico se faz ou em fatias para grelhar ou em cubinhos, para espetinhos.

Alcatra à moda provençal

Tempo de preparo: 30 min. Tempo de cozimento: 12 a 15 min.
Para 2 pessoas

- 300g de alcatra
- 2 berinjelas pequenas
- ½ pimentão vermelho cortado em pequenos pedaços
- 1 cebola picada
- 2 tomates-cereja
- 3 dentes de alho picados
- ½ colher de café de páprica doce
- ½ colher de orégano
- Salsa
- Sal, pimenta-do-reino

Lave e enxugue as berinjelas, conservando o pedúnculo. Corte-as em fatias no sentido do comprimento, como se fosse um leque.

Salpique cada fatia com sal para eliminar a água e reserve por 20 minutos. Em seguida, refogue durante 5 minutos com um pouco de água o pimentão, o alho e a cebola picada. Adicione os tomates cortados em cubos, a páprica e o orégano. Deixe cozinhar durante 5 minutos.

Tempere com sal, pimenta-do-reino, misture e reserve.

Corte a carne em fatias bem finas. Lave as berinjelas e coloque-as em um prato que possa ser levado ao forno.

Cozinhe as berinjelas durante 10 minutos no forno, a uma temperatura de 210º C, virando-as delicadamente diversas vezes. Retire o prato do forno e despeje sobre cada fatia 1 colher de sopa da mistura de tomate e, por cima, uma fatia de carne.

Leve ao forno novamente e deixe assar por mais 20 minutos. Sirva imediatamente, acompanhado de salsa fresca.

Bife bovino

É um dos alimentos mais universais do patrimônio humano. Para a dieta, existem bifes bovinos com baixo teor de gorduras.

Características nutricionais gerais
Muito rico em proteínas (20g a cada 100g), seu teor de gordura pode variar entre 5% e 20%. À medida que se aumenta a gordura, a quantidade de proteínas diminui. Na dieta Dukan, é permitido consumir bifes bovinos com gordura entre 5% e 10%. Uma média de 180 calorias para uma quantidade de 100g.

Papel na dieta Dukan
É um grande clássico que se deve variar, escolhendo-se cortes diferentes: contrafilé, alcatra, fraldinha, acém, picanha... e os melhores pedaços, escolhidos pelo açougueiro, os pequenos cortes especiais. A carne moída, como no hambúrguer, é fácil de ser utilizada na dieta, pois serve para muitos preparos diferentes: steak tartare, almôndegas, caftas etc.

Modos de preparo na dieta Dukan
A carne também pode ser servida crua, com alho e salsa, ou ainda com cebolas pérolas ou molho de tomate. Para o hambúrguer, podemos adicionar ervas finas, tomilho, alecrim, ou ainda fazer almôndegas com alho e cebola. Pode ser encontrada congelada, em hambúrguer (verificar o teor de gorduras) e em versão fresca. Para os outros tipos de bifes bovinos, deve-se descongelar na geladeira por diversas horas antes de cozinhar.

Bife à rolê

Tempo de preparo: 45 min.
Para 6 pessoas

- 6 bifes bovinos finos
- 6 fatias de presunto
- 300g de carne moída magra
- 1 sachê de caldo de carne 0% gordura
- Sal, pimenta-do-reino

Tempere a carne moída com sal e pimenta-do-reino. Divida em 6 porções.

Bata os bifes para ficarem mais finos. Coloque 1 fatia de presunto em cada bife e adicione 1 porção de carne moída.

Enrole o bife à rolê e feche com palitos. Tempere com sal e pimenta-do-reino.

Em uma panela, dissolva o sachê de caldo de carne em 500ml de água. Adicione os bifes recheados e cozinhe tampado por 20 minutos, sem ferver. Sirva quente.

Coelho

A carne de coelho é muito saborosa e bastante apreciada pela maioria de seus consumidores. Seu único defeito, para os preguiçosos ou apressados, é o trabalho para prepará-la.

Características nutricionais gerais
A carne de coelho é magra, rica em boas proteínas (22g a cada 100g). Como o coelho se alimenta de alfafa, sua carne é rica em ômega 3.

Papel na dieta Dukan
Para mim, o trabalho para preparar a carne de coelho é uma grande vantagem, pois um preparo maior significa engajamento e diversidade de sabores obtidos. Além disso, o corte do coelho oferece uma grande variedade de bons pedaços, de gostos e texturas diferentes. Ainda, o músculo e a carne do coelho têm uma consistência firme e resistente aos dentes, porém continuam sendo extremamente prazerosos de se comer, macios e gostosos. Por fim, o preço da carne de coelho cabe no bolso de todos.

Modos de preparo na dieta Dukan
O clássico dos clássicos é o coelho ao molho de mostarda, que encanta até as crianças, pois a mostarda perde todo o seu sabor picante com o cozimento. O coelho pode ser cozido no forno, envolto em papel-alumínio, em forma de espetinho ou churrasco. O corte preferido das pessoas é o lombo. Também se cozinha em forma de patê, uma das maneiras mais magras de preparar o coelho, ou ainda como picadinho.

Coelho ao molho de mostarda

Tempo de preparo: 15 min. Tempo de cozimento: 20 min.
Para 2 ou 3 pessoas

- 1 belo coelho inteiro
- Vinagre branco
- 3 colheres de sopa de mostarda
- 2 colheres de sopa de vinagre balsâmico
- 1 cebola picada
- Salsa
- Sal, pimenta-do-reino

Corte, limpe e retire a gordura do coelho. Lave com vinagre branco, passe na água e, em seguida, seque os pedaços de carne.

Leve uma panela de pressão ao fogo alto, adicionando vinagre balsâmico.

Acrescente os pedaços de carne para dourar, mexendo de vez em quando. Depois de 5 minutos de cozimento, adicione a cebola picada em pequenos cubos, sal, pimenta-do-reino e salsa. Deixe cozinhar por mais 5 minutos.

Adicione a mostarda, mexa bem e feche a panela de pressão. Deixe cozinhar durante 15 minutos, após o acionamento da válvula de segurança.

Contrafilé

Corte do boi que fica próximo ao filé-mignon, daí o nome contrafilé. Esta parte do lombo apresenta um ligeiro marmoreio e possui mais gordura que o filé, sendo um pouco menos macia. É o célebre churrasco sul-americano.

Características nutricionais gerais
Muito rico em proteínas (20g a cada 100g) e uma boa fonte de ferro (3mg a cada 100g) e de vitaminas B.

Papel na dieta Dukan
Interessante, pois é uma boa fonte de proteínas e de ferro. Depois da assimilação, um bife de 100g fornece tanto ferro quanto 2kg de espinafre.

Modos de preparo na dieta Dukan
O contrafilé serve a todos os preparos culinários, como carne assada ou grelhada. Como em todas as carnes vermelhas, é preciso ter cuidado com o cozimento do contrafilé, que deve ser grelhado o mais rápido possível em fogo alto ou em forno bem quente, para que se forme uma crosta impermeável, a fim de se conservar o suco da carne. Salgue apenas na metade do cozimento, para evitar que o suco e o sangue sequem.

Contrafilé marinado e grelhado

Tempo de preparo: 20 min.
Para 2 pessoas

Tempo de cozimento: 4 min.
Tempo da marinada: 5 horas

- 1 fatia grossa de 500g de contrafilé
- 300ml de vinagre balsâmico
- 1 colher de café de mostarda
- 1 dente de alho
- 10g de gengibre fresco
- ½ colher de café de especiarias
- 1 maço pequeno de tomilho, louro e salsa
- Erva-doce
- Sal a gosto
- ½ colher de café de pimenta-do-reino em grãos

Amasse o alho e o gengibre descascados em um prato fundo. Adicione o vinagre balsâmico, o maço de tomilho, louro e salsa, as especiarias, a mostarda, o sal e a pimenta-do-reino triturada.

Corte o pedaço de contrafilé em duas metades. Coloque as duas fatias na marinada. Cubra com papel-filme e deixe marinando durante 5 horas, virando a carne na metade do tempo.

No momento de cozinhar, depois da marinada, escorra a carne e seque-a rapidamente com papel-toalha. Retire metade da marinada, filtrando-a com uma peneira, e reduza o preparo em fogo brando, em uma frigideira.

Preaqueça uma grelha antiaderente e coloque as fatias de contrafilé. Cozinhe cada lado de 3 a 4 minutos e, em seguida, deixe descansar por 5 minutos em uma folha de papel-alumínio.

Enquanto isso, termine de fazer o molho, esquentando a marinada já ligeiramente reduzida. Prove e acerte o tempero. Sirva imediatamente com o molho, adicionando a erva-doce picada sobre a carne.

Costela de vitela

É um corte muito apreciado. Muito menos gorduroso que a costela de boi e, logo, de gosto mais suave. Cuidado, pois a costela varia de acordo com seu nível: a primeira é a mais carnuda, mas um pouco gordurosa nas bordas. A segunda costela é ainda mais gordurosa, porém sua carne é menos atrativa. A costela descoberta é menor, mais rica em aponeurose e mais firme. O filé de costela tem osso em forma de T e traz seu pendente de filé. É o maior corte e o mais conveniente para quem gosta de comer bem. Sem o filé, temos a clássica costela de vitela.

Características nutricionais gerais
Rica em proteínas (24g a cada 100g) e fonte de zinco, ferro, fósforo e vitaminas B12 e B3. A costela de vitela é o pedaço do animal que mais contém lipídios (15,4g a cada 100g).

Papel na dieta Dukan
É um corte bem magro, logo, interessante, com a condição de que se tire bem a pequena borda da costela oposta ao osso, cuja remoção leva certo tempo.

Modos de preparo na dieta Dukan
Retirar a carne da geladeira 30 minutos antes do cozimento, pois uma carne muito fria não cozinha bem. Pode-se cozinhar a costela de vitela no vapor, com ajuda de papel-alumínio, ou prepará-la em uma frigideira antiaderente, com suco de ½ limão, folhas de manjericão e cebolinha, cebolas cortadas em fatias e abobrinhas em cubos ou em forma de espaguete.

Costelas de vitela vitorianas

Tempo de preparo: 15 min.   Tempo de cozimento: 50 min.
Para 2 pessoas

- 500g de tomates em conserva
- 150g de cenoura ralada
- 150g de aipo picado
- 1 colher de café de manjericão picado
- 2 costelas de vitela
- Sal, pimenta-do-reino

Despeje o tomate em um recipiente.

Adicione a cenoura, o aipo, o manjericão e tempere com sal e pimenta-do-reino. Misture tudo.

Em um prato que possa ser levado ao forno, disponha a carne entre duas camadas da mistura.

Asse no forno em fogo médio, de 40 a 50 minutos.

Escalope de vitela

Corte extremamente magro, mas, ainda assim, bastante macio, que necessita de um preparo saboroso para não ficar insosso. O escalope de vitela pode perder a maciez quando cozido em fogo muito alto.

Características nutricionais gerais
Extremamente magro (2,5g de lipídios a cada 100g) e extremamente rico em proteínas (31g). Também é rico em vitamina B12.

Papel na dieta Dukan
Este escalope, concorrente do escalope de peru, ajuda a variar as refeições e fornece proteínas de excelente qualidade. Você pode optar por cortes oriundos de partes distintas da vitela: o corte mais macio, de espessura bem fina, o corte chamado *noix patissière*, também macio (seu escalope é menor), e a parte inferior da coxa, que fornece um escalope mais espesso e menos macio.

Modos de preparo na dieta Dukan
De maneira básica, cozinhar em fogo brando e adicionar um molho a base de alho, cebolas picadas cozidas em molho de tomate e temperos. Levar ao forno. Também se pode preparar a vitela com ervas finas e dourar na frigideira.

Escalope de vitela à milanesa Dukan

Tempo de preparo: 5 min. Tempo de cozimento: 6 min.
Para 2 pessoas

- 2 fatias de escalope de vitela bem finas
- 2 ovos
- 2 colheres de sopa de farelo de aveia
- 1 limão siciliano
- Salsa
- Sal, pimenta-do-reino

Bata os ovos em um prato fundo, temperando com sal e pimenta-do-reino. Molhe os escalopes no preparo. Despeje o farelo de aveia em outro prato e, em seguida, passe os escalopes no farelo, dos dois lados.

Molhe outra vez, mas rapidamente, os escalopes no preparo de ovos e em seguida no farelo de aveia, até ter uma camada espessa de farinha.

Unte uma frigideira com um pouco de azeite (retire o excedente com papel-toalha) e aqueça-a. Adicione os escalopes, fritando por 3 minutos de cada lado.

Tempere com um pouco de limão siciliano e sirva com salsa e algumas rodelas de limão siciliano.

Filé-mignon

É o corte mais macio, refinado e saboroso do boi, mas também o mais procurado e, logo, o mais caro. Dele, podemos retirar o filé chateaubriand (coração do filé-mignon) e o tornedó. Também é perfeito para ser assado, de acordo com o animal e a criação.

Características nutricionais gerais
Muito rico em proteínas (20g a cada 100g), seu teor de gordura pode variar entre 5% e 15% (geralmente, 10%). Em média, 180 calorias a cada 100g.

Papel na dieta Dukan
É uma carne que deve ser reservada para os momentos de degustação. Há inúmeras receitas diferentes em diversos países.

Modos de preparo na dieta Dukan
Pode ser preparado na frigideira, o grande clássico, ou ser assado. Nas fases de consolidação ou de estabilização, pode ser preparado como estrogonofe ou como filé com crosta.

Filé-mignon exótico

Tempo de preparo: 5 min. Tempo de marinada: 5 horas
Tempo de cozimento: 6 min. Para 2 pessoas

- 2 filés-mignons de cerca de 150g cada
- Coentro
- Cebolinha picada

Para a marinada:
- 3 colheres de sopa de molho de ostra
- 1 colher de sopa de molho shoyu
- 1 colher de sopa de conhaque
- 1 dente de alho amassado
- 1 colher de café de pimenta-do-reino em grãos

Para o molho:
- 2 colheres de sopa de suco de limão
- 1 colher de café de molho de peixe (*nam pla*) ou molho inglês com umas gotinhas de limão
- ½ colher de café de adoçante líquido

Prepare a marinada misturando o molho de ostra, o molho shoyu, o conhaque, o alho amassado e a pimenta-do-reino em grãos triturada.

Acrescente os filés à marinada, cubra com papel-filme, e deixe descansar por no mínimo 5 horas, virando a carne na metade do tempo.

Prepare o molho, misturando o suco de limão, o molho de peixe e o adoçante líquido.

Na hora de servir, grelhe a carne em uma frigideira, de preferência em fogo bem alto. Cozinhe a carne ao ponto.

Em seguida, corte a carne em tirinhas bem finas, regando-as com o molho de limão, e salpique tudo com coentro e cebolinha picados.

Picanha

A picanha é um corte tipicamente brasileiro da carne bovina, localizado na parte de trás do animal. É a carne símbolo do churrasco, devido a sua maciez e a seu sabor.

Características nutricionais gerais
É um corte rico em proteínas (12,6g a cada 100g), em vitaminas B e em ferro.

Papel na dieta Dukan
A picanha é um tipo de carne que pode ser acrescentada em todas as fases da dieta.

Modos de preparo na dieta Dukan
É uma carne de preparo simples. Normalmente possui uma capa de gordura em volta, que pode ser facilmente removida. Pode ser consumida em bifes, grelhada ou assada. Por ser uma carne saborosa, pode ser temperada apenas com sal grosso.

Picanha ao molho de cebola

Tempo de preparo: 30 min.
Para 2 pessoas

- 2 bifes de picanha de 150g, sem gordura
- 2 colheres de sopa de requeijão cremoso 0% gordura
- 1 xícara de leite desnatado
- 1 cebola
- Cebolinha
- Sal, pimenta-do-reino

Fatie a cebola, coloque-a em uma frigideira antiaderente e tempere com sal e pimenta-do-reino.

Assim que a cebola começar a grudar, adicione um pouco de água e mexa bem para ela desgrudar do fundo. Espere secar e repita esse procedimento até a cebola ficar dourada.

Adicione o requeijão cremoso 0% gordura e o leite desnatado. Ferva até incorpar.

Esquente bem outra frigideira antiaderente, ou uma frigideira de ferro, e coloque o bife para tostar, sem tempero.

Após chegar ao ponto desejado, retire da frigideira e deixe repousar por 5 minutos em uma tábua.

Tempere os bifes de picanha e, se preferir, corte em fatias grossas. Sirva com o molho e salpique com a cebolinha fatiada.

Rosbife

O rosbife é um corte bovino bastante macio, sem ossos e comumente atado com barbante. O melhor rosbife é retirado do filé-mignon ou do contrafilé, mas também pode ser retirado da fraldinha. Para fazer um fondue de carne, por exemplo, você deve comprar o rosbife cortado da alcatra.

Características nutricionais gerais
No plano nutricional, a qualidade do rosbife varia de acordo com o corte de origem, mas a natureza de suas proteínas é sempre excepcional, assim como seu teor em ferro e em vitamina B12.

Papel na dieta Dukan
O rosbife tem uma grande importância na minha dieta, pois pode ser consumido cozido, logo que é retirado do forno, em seu próprio molho, assim como pode ser servido nos dias seguintes, em fatias frias, como nas refeições inglesas, e com mostarda. Fácil de se transportar, é uma carne muito saborosa, além de ser uma alternativa ao presunto magro.

Modos de preparo na dieta Dukan
O preparo clássico do rosbife é ao forno, mas também existem inúmeras receitas na panela de pressão, bem como uma grande quantidade de acompanhamentos, como couve-de-bruxelas, tomates provençais, e cebola.

Rosbife no forno

Tempo de preparo: 10 min.   Tempo de cozimento: 20 a 30 min.
Para 4 a 6 pessoas

- 1 rosbife de cerca de 1kg
- 4 a 5 dentes de alho
- Sal, pimenta-do-reino

Preaqueça o forno a uma temperatura de 260° C. Descasque os dentes de alho. Corte cada um dos dentes em fatias bem finas. Com uma faca bem afiada, fure o rosbife em diversos pontos e enfie as fatias de alho. Coloque o restante das fatias de alho em uma pingadeira.

Coloque o rosbife na grelha do forno, em temperatura bem alta, com a pingadeira. Deixe assar por cerca de 7 a 8 minutos. Em seguida, abaixe a temperatura do forno para 220° C. Deixe assar por cerca de 20 a 25 minutos, para um rosbife malpassado, e 4 minutos a mais, caso o queira ao ponto. Tempere com sal e pimenta-do-reino ao final do cozimento.

Desligue o forno e deixe o rosbife lá por mais 6 a 8 minutos, mantendo a porta do forno entreaberta. Retire o rosbife, remova o barbante. Corte o rosbife em fatias, colocando-as aos poucos em uma travessa. Retire a pingadeira.

Adicione 1 xícara de água e misture com o molho do cozimento. Leve o molho com os dentes de alho ao fogo, para aquecer.

Adicione o molho da carne e despeje todo o conteúdo em um pequeno recipiente. Apresente o rosbife cortado em fatias, com o molho de alho.

Miúdos

Coração de frango

O coração de frango é um miúdo que ganhou a atenção nas receitas culinárias devido ao seu delicioso sabor.

Características nutricionais gerais
O coração de frango possui uma boa quantidade de proteínas: 12,6g a cada 100g de coração. Além disso, também tem um teor de calorias de valor médio (156kcal a cada 100g).

Papel na dieta Dukan
Por ser uma carne de preparo simples, e por sua consistência macia, é um ótimo acompanhamento, que pode até ser consumido em todos os dias da sua dieta.

Modos de preparo na dieta Dukan
O coração de frango é um alimento muito prático e saboroso e que pode ser preparado de diversas maneiras, tanto cozido, quanto assado ou grelhado. É também ideal para ser consumido assado em um espeto.

Estrogonofe de coração de frango

Tempo de preparo: 30 min.
Serve 2 pessoas

- 300g de coração de galinha
- 1 xícara de leite desnatado
- 2 dentes de alho
- ½ cebola
- 2 colheres de sopa de extrato de tomate
- ½ pote de requeijão 0% gordura
- ½ pote de iogurte desnatado
- 1 xícara de cogumelos Paris frescos
- Sal, pimenta-do-reino

Fatie o alho. Em seguida, misture-o ao leite e adicione o coração.

Deixe de molho na geladeira durante 1 hora.

Enquanto isso, rale a cebola ou bata-a no processador.

Coloque a cebola ralada em uma panela, junto com o extrato de tomate e 1 pitada de sal. Refogue em fogo baixo até a cebola amolecer. Se necessário, adicione um pouco de água.

Junte o coração escorrido e cozinhe por 5 minutos.

Adicione o requeijão 0% gordura e esquente até ferver.

Desligue o fogo, junte o iogurte e misture. Não ferva, para não talhar. Tempere com sal e pimenta-do-reino.

Fígado bovino

É um dos cortes mais apreciados, tendo um lugar de honra nos açougues.

Características nutricionais gerais
Bastante rico em proteínas (24g a cada 100g), o fígado bovino também traz uma grande quantidade de vitaminas B3, B12 e A, assim como ferro.

Papel na dieta Dukan
Magro, saboroso, macio, repleto de vitaminas de todo tipo, o único inconveniente do fígado bovino é ser extremamente rico em colesterol, além de ser um órgão, o que pode torná-lo um pouco menos apetitoso.

Por conta de sua grande riqueza nutricional, aconselha-se que seja consumido uma vez por semana, a menos que se tenha problemas de colesterol ou gota.

Modos de preparo na dieta Dukan
O fígado bovino pode ser degustado como iscas. Deve ser cozinhado em fogo bem baixo, pois o fogo alto pode diminuir e endurecer a carne. Salgar apenas no final do cozimento. Também se pode preparar o fígado bovino na frigideira, com cebolas e vinagre, "ao modo vietnamita".

Fígado bovino com vinagre de framboesa

Tempo de preparo: 3 min.   Tempo de cozimento: 12 min.
Para 2 pessoas

- 2 fatias de fígado bovino
- 1 cebola pequena cortada em rodelas
- 1 cebola pérola picada
- 2 colheres de sopa de vinagre de framboesa
- 2 colheres de café de tomilho
- 1 folha de louro
- Sal, pimenta-do-reino

Refogue as rodelas de cebola e a cebola pérola em fogo médio, em uma frigideira antiaderente. Quando estiverem douradas, reserve em um prato.

Coloque as fatias de fígado na frigideira e cozinhe cada lado durante cerca de 4 minutos. Tempere com sal e pimenta-do-reino e reserve, cobrindo a carne para mantê-la quente.

Leve o preparo de cebola e cebola pérola ao fogo novamente, adicionando o vinagre de framboesa, o tomilho e o louro.

Esquente por 2 minutos, mexendo sempre, e adicione as fatias de fígado para aquecê-las dentro do preparo. Sirva imediatamente.

Fígado de galinha

O fígado de galinha é um alimento de primeira qualidade nutricional, muito apreciado pela originalidade de seu sabor e por seu preço acessível. Sua textura e seu gosto são excepcionais.

Características nutricionais gerais
No plano nutricional, é uma carne magra (5g de lipídios a cada 100g), rica em proteínas (20g a cada 100g) e pouquíssimo calórica. Além disso, o fígado de galinha é uma fonte importante de vitamina A e das vitaminas B, e mais ainda de ferro, o que lhe confere uma excelente ação tonificante e estimulante, sempre bem-vinda para quem está fazendo dieta.

Papel na dieta Dukan
Na minha dieta, é um alimento mestre, pois faz parte dos cinco alimentos de maior poder de saciedade que existem. É magro e repleto de proteínas, além de ter um estoque raro de vitaminas. Para quem tem a sorte de gostar de fígado de galinha e não ter muitos problemas de colesterol, é um produto a ser privilegiado.

Modos de preparo na dieta Dukan
O fígado de galinha pode ser preparado de inúmeras maneiras, mas a melhor delas, para quem está fazendo a minha dieta, é cozinhar na frigideira, com a adição de um pouco de vinagre de cidra ou balsâmico na frigideira ainda quente, até o líquido evaporar. Não tenha medo de colocar bastante: vinagre nunca é demais. Também é uma delícia em saladas, especialmente com a alface americana, com a qual o fígado de galinha tem uma boa combinação. Além disso, também é excepcional em forma de patê, com cebolas e um bom tempero de folhas de louro.

Fígado de galinha com ervas finas

Tempo de preparo: 5 min. Tempo de cozimento: 15 min.
Para 2 pessoas

- Patê de fígado de galinha
- 1 pequena lata de tomates *concassées* (triturados)
- 1 colher de sopa de molho balsâmico Dukan
- Ervas finas
- Sal, pimenta-do-reino

Em uma frigideira antiaderente, refogue o fígado de galinha em fogo médio, até que fique dourado. Tempere com sal e pimenta-do-reino.

Adicione o vinagre na frigideira e continue cozinhando, até o vinagre evaporar.

Adicione os tomates triturados. Tempere com ervas finas e deixe cozinhar por mais 15 minutos.

Fígado de vitela

A carne do fígado de vitela tem uma característica tenra e um sabor único, mas não é uma das principais carnes a serem escolhidas para o consumo.

Características nutricionais gerais
Muito rico em proteínas (24g), o fígado de vitela constitui também um aporte muito importante das vitaminas A, B3 e B12, e de minerais, como o ferro.

Papel na dieta Dukan
É uma carne magra e saborosa, seu único problema é ser extremamente rica em colesterol, então deve-se evitar consumi-la em grande quantidade. Algumas pessoas podem ter aversão e não gostar desse tipo de carne, mas se você gosta de fígado, saiba que esse alimento pode ser consumido em todas as fases da dieta.

Modos de preparo na dieta Dukan
O fígado de vitela pode ser preparado na forma de iscas, à moda espanhola. Outro preparo comum é o oriental, na frigideira com cebolas e vinagre.

Isca de fígado espanhola

Tempo de preparo: 1h20
Para 4 pessoas

- 400g de fígado de vitela
- 1 xícara de leite desnatado
- 2 pimentões vermelhos
- 1 cebola
- ½ xícara de vinagre de vinho tinto
- 1 colher de chá de páprica doce
- Salsinha
- Cebolinha picada
- Sal, pimenta-do-reino

Corte o fígado em tiras e deixe de molho no leite desnatado durante 1 hora.

Enquanto isso, fatie os pimentões e a cebola. Refogue-os no vinagre de vinho tinto com 1 pitada de sal e a páprica doce. Deixe cozinhar até ficarem bem macios e o líquido secar.

Adicione o fígado drenado e cozinhe rapidamente, até ficar ao ponto. Misture a salsinha e a cebolinha picada e tempere com sal e pimenta. Sirva quente ou frio.

Língua bovina

Um tipo de miúdos de consumo frequente, com uma forma de língua escarlate. A língua de boi não deixa ninguém indiferente: é amor ou ódio!

Características nutricionais gerais
Bom teor em proteínas (17g a cada 100g) e relativamente pobre em lipídios (10g a cada 100g), o que faz com que o corte seja relativamente magro. É o miúdo de mais baixo colesterol, mas também o mais pobre em ferro.

Papel na dieta Dukan
A língua de boi pode ajudá-lo a diversificar o consumo de miúdos e proteínas. Deve ser consumida com moderação por aqueles sujeitos a doenças cardiovasculares.

Modos de preparo na dieta Dukan
A língua de boi é consumida com molhos picantes, molho de tomate ou em um cozido.

Língua bovina ao molho picante

Tempo de preparo: 15 min. Tempo de cozimento: 2 horas e 30 min.
Para 2 pessoas

- 1 língua de boi
- 2 cubos de caldo de carne sem gordura
- 1 colher de sopa de amido de milho
- 4 colheres de sopa + 1 xícara de vinagre branco
- 1 lata pequena de extrato de tomate
- 1 pitada de pimenta harissa
- 10 picles cortados em fatias bem finas

Lave a língua de boi com água fria e deixe-a embebida em água fria com 1 xícara de vinagre durante 15 minutos.

Coloque a língua de boi em uma panela e cubra-a com água. Adicione os 2 cubos de caldo de carne e cozinhe por 2 horas e 30 minutos a partir da ebulição, escumando regularmente.

Quando a língua estiver cozida, tire-a do caldo e retire a pele, que se descola facilmente. Corte a língua em tiras do mesmo tamanho. Coloque as tiras em um recipiente e cubra com um pouco de caldo, para que não fiquem ressecadas.

Coe 5 xícaras de caldo com um escorredor de macarrão. Reserve. Prepare o molho com 1 colher de sopa de amido de milho e 1 xícara de caldo. Quando tudo estiver bem misturado, adicione mais 1 xícara de caldo e, em seguida, mais 3 xícaras.

Cozinhe em fogo médio até que o molho engrosse, misturando sem parar com um batedor de claras. Adicione o extrato de tomate, as colheres de sopa de vinagre branco, a pitada de pimenta harissa e os picles cortados em fatias bem finas.

Moela de frango

A moela é encontrada na parte de baixo do estômago das aves. Não é um prato muito atraente, mas possui um sabor único, além de ser rico em proteína.

Características nutricionais gerais
A moela de frango é uma boa fonte de vitaminas B, zinco, selênio, ferro, magnésio, fósforo, potássio, sódio, cobre e manganês. Também possui uma pequena quantidade de ácidos graxos ômega 3 e ômega 6, mas tem o colesterol como gordura predominante.

Papel na dieta Dukan
Você poderá consumir moela de frango em todas as fases da dieta, mas evite o excesso, pois ela é um alimento rico em colesterol.

Modos de preparo na dieta Dukan
O consumo da moela está normalmente relacionado ao seu uso como recheio no preparo de aves, ou para dar sabor a molhos, mas ela também pode ser consumida assada ou cozida, em sopas e ensopados.

Moela de frango caipira

Tempo de preparo: 1h
Para 4 pessoas

- 500g de moela de frango
- 2 colheres de sopa de extrato de tomate
- 1 tomate
- 1 pimentão vermelho
- Salsinha
- Sal, pimenta-do-reino

Limpe bem as moelas e coloque-as na panela de pressão junto com o extrato de tomate, o sal, a pimenta-do-reino e água, para cobrir. Cozinhe por cerca de 40 minutos, até amolecer.

Enquanto isso, fatie o pimentão e corte o tomate em cubos.

Adicione o pimentão e o tomate na panela e cozinhe, com ela destampada, até amolecer os vegetais.

Salpique com salsinha e sirva.

Embutidos

Carne-seca

Típica do nordeste brasileiro, a carne-seca é uma forma processada da carne vermelha, produzida a partir do processo de conservação em sal.

Suas características nutricionais
A carne-seca tem os mesmos nutrientes que a carne vermelha: é rica em vitaminas e minerais, porém, devido à sua forma de conservação, possui um alto teor de sódio.

Seu papel na dieta Dukan
A carne-seca é bem macia e saborosa, podendo ser utilizada em diversas preparações e também como tempero. Mesmo sendo uma carne permitida em todas as fases da dieta, lembre-se de que é um alimento embutido e possui um alto teor de sódio em sua composição, o que pode ser responsável pela estagnação do peso.

Modos de preparo na dieta Dukan
A carne-seca pode ser refogada com temperos e legumes de sua preferência. A preparação mais comum é o escondidinho de carne-seca, que pode ser feito com abóbora ou cenoura, e, para quem está na consolidação, com batata ou mandioca.

Escondidinho de abóbora e carne-seca

Tempo de preparo: 50 min.
Para 4 pessoas

- 1kg de carne-seca sem gordura
- 1,4kg de abóbora japonesa
- 1 copo de requeijão 0% gordura
- 3 tomates
- 3 cebolas
- 2 dentes de alho
- Sal (opcional)
- Salsinha e cebolinha
- Queijo frescal ralado grosso
- Pimenta biquinho para decorar e acompanhar o prato

Dessalgue a carne-seca e cozinhe na panela de pressão por aproximadamente 20 minutos. Desfie a carne, reserve e guarde um pouco da água do cozimento.

Refogue as cebolas e o alho pingando a água reservada até amolecerem e ficarem transparentes. Acrescente os tomates, os temperos e espere apurar. Acrescente a carne-seca desfiada e mexa bem para que a carne absorva todos os temperos.

Corte a abóbora em cubos em água com temperos por aproximadamente 20 a 30 minutos. Quando a abóbora já estiver macia, coloque os pedaços em um escorregador e deixe soltar toda a água. Bata a abóbora no mixer, acrescente o copo de requeijão e ajuste os temperos.

Em um refratário, coloque uma camada de purê de abóbora, a carne-seca e em seguida o restante do purê de abóbora por cima. Coloque o queijo frescal ralado e leve ao forno para gratinar.

Peito de peru

O peito de peru, como todas as carnes, é uma boa fonte de proteínas e sais minerais, apresentando função construtora no organismo e sendo responsável pela formação e reparação dos tecidos.

Características nutricionais gerais
Uma porção de 100g possui 107,14kcal. O peito de peru é rico em água (72%), em proteínas (23,81g a cada 100g) e tem baixo teor de lipídios (2,38g a cada 100g). Por ser um alimento embutido, tem alto teor de sódio (1,4g a cada 100g).

Papel na dieta Dukan
É um alimento prático para ser consumido ao longo do dia na dieta. Bem embalado, ele é fácil de ser transportado e consumido em qualquer lugar, sem apresentar nenhum odor. Você poderá consumir o peito de peru no café da manhã e nos lanches entre as refeições, além de ser um alimento permitido em todas as fases da dieta. Mas evite o consumo caso você perceba uma estagnação de peso ao longo de sua dieta. Por ser um alimento rico em sódio, ele pode auxiliar na retenção de líquidos.

Modos de preparo na dieta Dukan
O peito de peru costuma ser consumido puro, especialmente na hora das refeições, mas também pode ser usado em receitas de omelete, em gratinados com endívias na brasa ou em sanduíches Dukan, com uma panqueca de farelo de aveia.

Cestinho de peito de peru e ovo

Tempo de preparo: 30 min.
Para 4 pessoas

- 4 ovos
- 4 fatias de peito de peru light
- 2 colheres de sopa de requeijão 0% gordura
- Sal, pimenta-do-reino

Coloque as fatias de peito de peru em forminhas de muffin e leve para assar a 180º C, até dourar.

Retire do forno, adicione ½ colher de requeijão em cada forminha e quebre 1 ovo por cima.

Tempere com sal e pimenta-do-reino.

Leve para assar até a clara firmar.

Presunto magro

Este tipo de presunto, mais light, é uma verdadeira revolução nos supermercados. Ele é saboroso e de qualidade, pois é produzido por grandes marcas, que têm os meios necessários para uma produção segura.

Características nutricionais gerais
No plano nutricional, é um alimento pouco calórico (120 calorias a cada 100g) e muito rico em proteínas (20g a cada 100g), com 4g de lipídios a cada 100g do alimento. Assim como o presunto de peru e o de frango, o presunto suíno magro é um dos alimentos com melhor ficha técnica da dieta Dukan.

Papel na dieta Dukan
É um alimento extremamente útil, graças à facilidade do seu modo de uso. No almoço, é um ótimo alimento, pouco caro e que pode ser consumido em qualquer lugar, para aqueles que não dispõem de um refeitório, que não têm tempo ou dinheiro para comer todos os dias em restaurante. E, segundo testemunhos das pessoas que o consomem sempre, é difícil enjoar dele quando se alterna com outros tipos de presunto, como o de peru ou o de frango.

Modos de preparo na dieta Dukan
Em sua embalagem de plástico, é um alimento fácil de se transportar e pode ser consumido em qualquer lugar: no escritório, no carro... sem cheiro ou incômodo para as pessoas. Normalmente, é consumido puro, especialmente na hora das refeições, mas também pode ser usado para o preparo de omeletes, principalmente omeletes de claras, com uma porção de presunto picado ou em cubinhos. Também pode ser gratinado com endívias assadas, em um suflê de presunto ou, ainda, em uma pizza Dukan com farelo de aveia.

Endívias com presunto ao molho bechamel Dukan

Tempo de preparo: 10 min. Tempo de cozimento: 20 min.
Para 2 pessoas

- 4 endívias
- 4 fatias de presunto magro
- 500ml de leite desnatado
- 40g de amido de milho
- Queijo light ralado
- Noz-moscada ralada
- Sal, pimenta-do-reino

Prepare o molho bechamel Dukan (página 255). Despeje o amido de milho no leite ainda frio, misturando com uma espátula. Leve ao fogo baixo e mexa até que o caldo engrosse.

Adicione sal, pimenta-do-reino e noz-moscada.

Molhe as endívias no molho bechamel Dukan e, em seguida, enrole cada uma delas em uma fatia de presunto.

Despeje o restante do molho bechamel sobre as endívias enroladas em um prato que possa ser levado ao forno.

Salpique com um pouco de queijo ralado light (opcional). Leve ao forno por 15 minutos.

Peixes

Atum

O atum é um alimento da modernidade e da globalização, conta com cardumes sofisticados, de bom porte, existe em favor do público e é repleto de qualidades nutricionais — especialmente em suas diversas formas de conservação.

Características nutricionais
No plano nutricional, é o peixe mais proteico de todos (26,5g a cada 100g), muito menos gorduroso do que se diz (1,7g a cada 100g de atum em lata e 6g para o atum cru) e também muito menos calórico que um bife normal (150 calorias a cada 100g). Além disso, também é tão rico em ferro quanto a carne vermelha e tem um teor de vitamina B3 excepcional, que ajuda no bom funcionamento do sistema nervoso e na produção de energia.

Papel na dieta Dukan
O atum é um dos alimentos de base na dieta Dukan. De todos os peixes, é o mais rico em proteínas. Também é o que tem o maior poder de saciedade, o de carne mais firme e que pode ser preparado de diversas maneiras. Em conserva ou ao natural, ao lado do kani, é o alimento do mar mais utilizado pelos meus pacientes e pelos adeptos da minha dieta.

Modos de preparo na dieta Dukan
Pode ser preparado e consumido de inúmeras maneiras. A posta de atum grelhada é um dos preparos mais chiques. Não cozinhe demais, pois a carne do atum fica ressecada e seu caldo tem um excelente gosto. Evite perfurar o atum durante o cozimento. Este peixe também pode

ser preparado no forno ou em papelote, mas, deste modo, perde muito de sua qualidade gustativa. Se preparado à moda taitiana, em cubinhos marinados no limão, fica macio e saboroso. Cuidado! Ao contrário dos demais peixes, um atum contaminado não é facilmente reconhecível pelo cheiro, mas seu sabor e sua consistência mudam. Deste modo, deve ser consumido o mais fresco possível. À menor sombra de dúvida, cozinhe o atum, o que evita qualquer risco de infecção alimentar.

Bolinho de atum

Tempo de preparo: 8 min.   Tempo de cozimento: 40 min.
Para 2 pessoas

- 2 ovos
- Queijo cottage
- 1 lata de atum com caldo
- 1 colher de café de curry
- 4 colheres de leite desnatado
- Sal, pimenta-do-reino

Misture todos os ingredientes em uma forma para bolo inglês, até obter uma massa homogênea.

Leve ao forno por 30 minutos a uma temperatura de 240º C. Cozinhe por mais 10 minutos a uma temperatura de 180º C.

O bolinho de atum deve ficar bem dourado.

Bacalhau

O bacalhau, muito consumido em Portugal e no Brasil, é um peixe ao mesmo tempo de carne branca, magra e com sabor excepcional. Seu sabor sutil combina perfeitamente com sua consistência e com o desfolhamento de sua carne sob a pressão do garfo.

Suas características nutricionais gerais
É um dos peixes mais magros que existem (0,7g de lipídios a cada 100g), um dos menos calóricos (75 calorias a cada 100g) e também de mais fácil digestão, pois contém poucas fibras conjuntivas, que demandam mais tempo para serem digeridas. Além disso, oferece tanta proteína quanto a carne bovina. Muito bem servido em vitaminas B e iodo.

Seu papel na dieta Dukan
O bacalhau é, ao lado do linguado, o peixe branco preferido dos franceses, os únicos peixes de carne branca que resistem à invasão do salmão. E, graças a isso, facilita muito a minha dieta. O único inconveniente é o preço: uma posta de bacalhau não é acessível a todos os bolsos.

Modos de preparo na dieta Dukan
De carne delicada, o peixe fica perfeito com um cozimento rápido, na frigideira, sob uma camada de cebolas douradas. Evite o vinho branco, pois o aroma acaba suprimindo o sabor fino e delicado do peixe. Para quem tem um gosto mais exótico, compre o bacalhau ainda salgado, que tem a carne bem mais firme. Para dessalgar, são necessárias 48 horas na água fria. Em seguida, basta cozinhar na frigideira ou na grelha, ou ainda no forno, com tomates e pimentões. Também pode ser assado na churrasqueira, em forma de espetinhos. E, finalmente, também é possível desfiá-lo. As ovas do bacalhau, que podem ser "fritas", costumam ser deixadas de lado e acabam sendo transformadas em *tarama*. Caso pense em comprar ovas, verifique se estão realmente frescas.

Terrine de bacalhau com salmão defumado e vieiras

Tempo de preparo: 15 min. Tempo de cozimento: 30 min.
Para 3 ou 4 pessoas

- 500g de bacalhau fresco
- 2 pedaços grandes de salmão defumado
- 3 vieiras
- 1 ovo
- 150ml de creme de leite light
- ½ cebolinha branca
- Cebolinha fresca
- Pimenta-do-reino
- ½ colher de café de erva-doce

Misture o bacalhau bem-picado com a cebolinha e a cebolinha branca, também cortadas em pedaços bem pequenos. Coloque tudo em um recipiente.

Adicione o ovo, o creme de leite light e a erva-doce. Em seguida, misture tudo com as mãos.

Divida o preparo, reservando o suficiente para forrar o fundo de uma forma de bolo inglês. Corte as vieiras em cubinhos e adicione ao restante da mistura.

Coloque papel-manteiga no fundo da forma para bolo. Espalhe um pouco do preparo no fundo, sem os pedaços das vieiras, e reserve o resto para finalizar a terrine.

Em seguida, espalhe os pedaços de salmão e, dentro deles, coloque um pouco do preparo com pedaços de vieira e enrole, para fechá-los. Coloque o enroladinho de salmão no fundo da forma e cubra tudo com o que restou da mistura.

Dobre as laterais do papel-manteiga e leve ao forno a uma temperatura de 160º C, durante 30 minutos.

Deixe esfriar na geladeira e sirva gelado.

Badejo

O badejo é um peixe branco, de carne magra e consistência macia. É de fácil digestão, mas não faz muito sucesso. Seu custo não é muito elevado.

Características nutricionais gerais
Peixe magro (0,5g de lipídios a cada 100g), bem servido em proteínas (15g a cada 100g) e pouco calórico (70 calorias a cada 100g).

Papel na dieta Dukan
Na minha dieta, o badejo não é a grande estrela dos mares. É um peixe que necessita de certo preparo para valorizar seu gosto. Costuma ser consumido frito ou empanado, sendo menos atrativo ao ser preparado envolto em papel-alumínio, ao forno, ou *poché*. O badejo costuma ser encontrado na composição de peixes empanados industrializados, o que incentiva seu consumo.

Modos de preparo na dieta Dukan
Algumas pessoas o preparam na frigideira e aceitam que o peixe se desfaça durante o cozimento. O badejo é muito bom quando usado em sopas de peixe ou em recheios.

Gratinado de badejo

Tempo de preparo: 10 min. Tempo de cozimento: 15 min.
Para 2 pessoas

- 2 filés de badejo
- 200g de cogumelo Paris
- 1 ovo
- 3 colheres de sopa de creme de leite light
- 3 colheres de sopa de vinagre balsâmico
- 20g de queijo ralado light
- Salsa
- 1 cebola pérola
- Sal, pimenta-do-reino

Preaqueça o forno a uma temperatura de 210º C. Lave os cogumelos frescos e corte-os em fatias.

Doure-os no vinagre balsâmico por 5 minutos, em uma frigideira bem quente. Adicione a salsa e a cebola pérola picadas. Tempere com sal e pimenta-do-reino. Misture tudo.

Coloque os filés de badejo cortados em pedaços grandes em um prato próprio para gratinar e cubra-os com a mistura de cogumelos e cebola pérola.

Em um recipiente pequeno, misture o ovo com o creme de leite light e adicione o preparo sobre os filés.

Salpique com queijo ralado light e leve ao forno por 15 minutos. Sirva bem quente.

Bonito

O bonito é um peixe pequeno, muito parecido com o atum. Embora sua carne seja deliciosa, o bonito é um peixe mais barato e possui ótimo custo/benefício.

Características nutricionais gerais
O bonito é uma excelente fonte de proteína, de vitaminas do complexo B, vitamina A, ferro e outros minerais, além de conter ácidos graxos ômega 3.

Papel na dieta Dukan
Por conta de seus benefícios e por ser um alimento que pode ser consumido em todas as fases da dieta, o bonito é uma ótima opção para acrescentar a suas refeições.

Modos de preparo na dieta Dukan
O bonito pode substituir facilmente o atum na elaboração de vários pratos. É um alimento que pode ser utilizado no preparado de patês e molhos, e também pode ser assado ou grelhado.

Bonito grelhado com gergelim

Tempo de preparo: 30 min.
Para 2 pessoas

- 300g de filé de bonito
- 2 colheres de sopa de gergelim preto
- 2 colheres de sopa de molho de soja light
- 2 colheres de sopa de suco de limão
- 1 colher de sopa de gengibre picadinho

Aqueça uma frigideira antiaderente.

Envolva o filé de bonito no gergelim preto e toste cada lado por 1 minuto na frigideira. Em seguida, leve para gelar.

Enquanto isso, junte o gengibre, o suco de limão e o molho de soja. Misture bem.

Quando o peixe estiver frio, corte em fatias não muito finas e sirva com o molho ao lado.

Cação

O cação apresenta uma carne branca e firme, com cartilagem. Considerado um peixe de porte médio, habita a costa brasileira e é facilmente encontrado nas feiras e supermercados. Seu preparo é muito simples.

Características nutricionais gerais
Sua carne é magra, pois tem apenas 0,8g de gorduras totais a cada 100g. Além de ser uma ótima fonte de proteínas, contém também vitamina K, potássio, magnésio, ferro e cálcio.

Papel na dieta Dukan
Por ser um peixe que possui poucas calorias, o cação é uma ótima opção de consumo. Em sua dieta, você pode torná-lo um ótimo aliado e consumi-lo em todas as fases, pois sua carne é macia e saborosa.

Modos de preparo na dieta Dukan
O cação é normalmente adquirido em postas, podendo ser preparado em ensopados, grelhados ou assados.

Moqueca baiana

Tempo de preparo: 40 min.
Para 6 pessoas

- 6 postas de cação
- 1 pimentão verde
- 1 pimentão vermelho
- 1 pimentão amarelo
- 1 cebola
- 3 dentes de alho
- 1 colher de café de pimenta calabresa em flocos
- 10 gotas de essência de coco
- ½ xícara de creme de leite 3% gordura
- ½ maço de coentro
- 1 sachê de caldo de camarão 0% gordura
- Sal, pimenta-do-reino

Fatie os pimentões, o alho e as cebolas. Pique o coentro, separando os talos das folhas.

Ferva 500ml de água e dissolva o caldo de camarão 0% gordura. Adicione os pimentões, a cebola, o alho e os talos de coentro, e cozinhe até amolecer.

Junte os peixes, abaixe o fogo e cozinhe sem ferver por cerca de 8 minutos, até o peixe ficar opaco.

Retire do fogo e junte a essência de coco, o creme de leite 3% gordura e a pimenta calabresa. Tempere com sal, pimenta-do-reino e as folhas de coentro.

Cavala

A cavala é um peixe de água salgada encontrado no litoral brasileiro, que possui uma carne um pouco mais gordurosa e é normalmente conhecido como "cavalinha".

Características nutricionais gerais
A cavala possui uma grande quantidade de ácidos graxos ômega 3 e ômega 6. Esse peixe também contém proteínas e o antioxidante coenzima Q10, além das vitaminas A, B6, B12, C, D, E e de minerais, tais como cálcio, ferro, magnésio, fósforo, potássio, sódio e selênio.

Papel na dieta Dukan
É um alimento que ajuda no fortalecimento do sistema imunológico. Os ácidos graxos ômega 3 atuam como agentes anti-inflamatórios no organismo. Por isso, o consumo dele em sua dieta traz vários benefícios para a saúde.

Modos de preparo na dieta Dukan
A cavala costuma ser usada no preparo de ensopados, uma ótima opção de consumo em uma dieta saudável.

Cavala norueguesa

Tempo de preparo: 20 min., mais 48h de resfriamento
Para 6 pessoas

- ½ xícara de vinagre branco
- 2 colheres de sopa de adoçante culinário
- 1 colher de chá de pimenta-do-reino preta, inteira
- ½ cebola roxa em fatias bem finas
- 5 folhas de louro fatiadas
- 1 colher de chá de semente de mostarda
- 5 cravos inteiros
- 1 cavala muito fresca, de cerca de 600g

Em uma panela coloque o vinagre, o adoçante, a pimenta-do-reino, o louro, a mostarda em grãos e os cravos. Esquente a mistura no fogão somente até o adoçante dissolver.

Coloque a mistura na geladeira e espere ficar bem gelado para utilizar.

Tire os filés de cavala e remova os espinhos grandes. Coloque-os em uma travessa, cubra com a mistura de vinagre e adicione a cebola roxa.

Tampe a travessa e deixe na geladeira por 2 dias inteiros antes de consumir.

Corvina

A corvina é um peixe que pode ser encontrado em toda a costa do Brasil e que habita tanto o mar quanto os rios de águas calmas. É um peixe leve de cor branca, sua carne é firme e tem uma consistência elástica.

Características nutricionais gerais
A corvina é um peixe pouco calórico (apenas 94kcal a cada 100g), rico em proteínas de alta qualidade (18,9g a cada 100g) e em ácidos graxos ômega 3. Além disso, é fonte de cálcio, ferro, vitaminas do complexo B e das vitaminas D e K.

Papel na dieta Dukan
É um peixe que promove diversos benefícios à saúde e que pode ser consumido em todas as fases da dieta.

Modos de preparo na dieta Dukan
A corvina possui um cheiro forte e gosto diferenciado, por isso não costuma ser uma das principais escolhas gastronômicas das pessoas. Seu preparo pode ser grelhado, assado ou cozido a vapor.

Filé de corvina ao molho de vôngole e alho-poró

Tempo de preparo: 1h
Para 4 pessoas

- 4 filés de corvina
- 1 alho-poró
- 1 pote de requeijão 0% gordura
- 200g de vôngole com casca
- 1 cebola
- 1 braço de salsão
- 1 folha de louro
- ½ bulbo de erva-doce
- ½ maço de salsinha
- Sal, pimenta-do-reino

Separe a parte verde da parte branca do alho-poró. Corte a parte verde em pedaços grandes e coloque em uma panela.

Fatie a cebola, o salsão e a erva-doce. Junte tudo na mesma panela e cubra com água.

Junte também os talos da salsinha, a folha de louro e os vôngoles. Cozinhe em fervura leve por 30 minutos.

Coa o líquido e reduza até obter ½ xícara de caldo. Reserve os vôngoles.

Fatie a parte branca do alho-poró e a salsinha.

Adicione o requeijão 0% gordura, o alho-poró e a salsinha no caldo. Cozinhe por 5 minutos.

Tempere com sal e pimenta-do-reino e reserve.

Esquente bem o forno. Utilize a opção "grill", se disponível. Faça talhos na pele do filé de corvina, tempere com sal e pimenta-do-reino e leve para assar.

Assim que o peixe ficar opaco, após cerca de 10 minutos, retire do forno. Sirva o peixe com o molho quente e com os vôngoles.

Dourado

Peixe magro, de água salgada, que existe em três espécies: dourado-do-mar, goraz e choupa. O dourado é um dos melhores peixes para emagrecer.

Características nutricionais gerais
Rico em proteínas (17g a cada 100g), fósforo, cálcio e ferro. Pobre em lipídios: apenas 2g. Contém 77 calorias a cada 100g.

Papel na dieta Dukan
O dourado tem uma carne branca, fina, é um alimento prazeroso e que sacia bastante. Na minha dieta, é um peixe de grande auxílio, pois é apreciado pela maioria dos consumidores. Sua consistência é bastante firme, seu gosto ligeiramente iodado é refinado, servindo para consumo festivo. O dourado é, verdadeiramente, digno da realeza.

Modos de preparo na dieta Dukan
O dourado se prepara em filé ou ao forno, recheado de ervas (para o dourado-do-mar) ou, para um dourado de pequeno porte, na grelha, com algumas gotas de óleo (sempre se deve retirar o excesso com papel toalha). Também é uma excelente escolha de peixe para preparar sashimis. Com um preço relativamente elevado e boa qualidade organoléptica, o dourado deve ser explorado, estrategicamente, nos períodos de proteínas puras. Como todos os peixes de carne branca, o dourado dá uma sensação de saciedade menor que outras carnes. O congelamento diminui sua qualidade gustativa, mas não a nutritiva.

Dourado com crosta de sal vermelho

Tempo de preparo: 15 min. Tempo de cozimento: 30 min.
Para 4 pessoas

- 1 dourado grande de 1kg, ou 2 médios de 400g
- 1kg de sal grosso
- 2 colheres de sopa de extrato de tomate
- Tomilho fresco
- 2 claras

Peça ao seu peixeiro para não descamar o dourado, mas sim limpá-lo pelos ouvidos, para que o mínimo de sal possível penetre na carne.

Preaqueça o forno a uma temperatura de 210º C e prepare a placa do forno, forrando-a com papel-alumínio.

Em uma centrífuga, bata em alta velocidade o sal, o extrato de tomate, o tomilho e as claras, até que o sal fique vermelho.

Coloque uma camada de sal sobre o papel-alumínio. Coloque o peixe sobre o papel-alumínio e o cubra inteiramente com sal. Asse no forno durante 30 minutos e deixe repousar por 5 minutos fora do forno, antes de quebrar a crosta de sal para retirar o peixe.

Sirva com uma colher de sopa, retirando a carne sem tocar o sal.

Hadoque

Peixe branco bastante consumido, especialmente em pratos prontos e congelados, vendidos nos supermercados, como peixes empanados, por exemplo. Também existe em versão defumada, o que se tornou um mito. Quando fresco, o preço cabe em todos os bolsos. Também é um peixe que suporta bem o congelamento.

Características nutricionais gerais
No plano nutricional, o hadoque é o peixe mais magro (0,3g de lipídios a cada 100g) e extremamente pobre em calorias. Defumado, passa a ter 101 calorias a cada 100g, mas continua sendo um peixe magro. Empanado, pode chegar a 187 calorias e passa a ter 9,2g de gordura a cada 100g de carne, além de 3,1g de carboidratos.

Papel na dieta Dukan
Na minha dieta, o hadoque não é um dos alimentos mais importantes, pois é extremamente magro. O fato de ser magro se tornou, contudo, um trunfo que deve ser reconhecido. Em contrapartida, o hadoque congelado pode facilitar as refeições noturnas. Este peixe é ótimo alimento para emagrecer. Quando defumado, passa a ter um gosto e uma consistência especiais.

Modos de preparo na dieta Dukan
O peixe pode ser preparado na frigideira, como a posta de bacalhau, sobre uma camada de cebolas picadas e pré-refogadas. Na receita Dukan, pode ser empanado com farelo de aveia, depois de molhado em ovos batidos. Atenção: assá-lo no forno não é uma boa ideia, pois des-

folha sua carne, que é muito delicada. Este peixe é uma verdadeira maravilha quando passa uma noite inteira embebido no leite para depois ser "frito" (sem azeite) na frigideira e ligeiramente embranquecido por um pouco de creme de leite light. Também pode ser desfiado para aromatizar saladas compostas. E, finalmente, é um ingrediente essencial em um chucrute do mar, geralmente servido com salmão e um peixe branco.

Hadoque marinado com limão

Tempo de preparo: 20 min. Tempo de cozimento: 3 min.
Para 4 pessoas

- 600g de hadoque
- 3 limões
- 300ml de leite desnatado
- 1 colher de sopa de molho shoyu light
- 1 ramo de cebolinha

Embeba o peixe por 3 minutos em uma mistura de leite e água fervente. Retire-o e deixe esfriar.

Prepare a marinada com o suco dos 3 limões e o molho shoyu. Assim que o peixe estiver frio, retire sua pele e corte a carne, a fim de obter fatias.

Coloque as fatias na marinada, misture e reserve na geladeira por pelo menos 1 hora.

Salpique a cebolinha picada.

Kani

O kani é um alimento que, graças à globalização, conseguiu encontrar uma brecha na luta contra o sobrepeso. No Japão, país de que é oriundo, o kani é fabricado no mar, nos próprios locais de pesca e possui a carne branca e nobre de peixes desengordurados. Os japoneses utilizam este alimento como um substituto para os crustáceos.

Características nutricionais gerais
No plano nutricional, é um alimento de qualidade, limpo e saudável que, como tantos outros produtos, acabou se tornando objeto de rumores sem fundamento. Para mim e para quem quer emagrecer, o kani é um alimento de primeira importância. Ele tem 113 calorias a cada 100g e 4,5g de lipídios para a mesma quantidade.

Papel na dieta Dukan
Na minha dieta, o kani é uma peça fundamental, pois possui quase todas as vantagens que um alimento pode apresentar. Fácil de transportar, sem cheiro, pronto para comer, barato, de gosto singelo, mas fácil de se aceitar, enche o estômago e sacia, sendo magro e de múltiplo uso. A experiência prova que o kani aparece entre os 45 alimentos mais consumidos, principalmente na hora do almoço, quando não se tem muito tempo. É tão útil e facilita tanto a dieta que seus 6% de carboidratos lentos não me incomodam, são como os carboidratos da lactose, presente nos laticínios.

Modos de preparo na dieta Dukan
O kani costuma ser consumido sozinho, em bastões ou desfiado, em saladas. Com um pouco de imaginação,

pode ser um ótimo ingrediente para diversas receitas e aperitivos, como o kani com queijo light, patê de alho-poró com kani, bolo de atum com kani...

Gratinado de kani

Tempo de preparo: 8 min.   Tempo de cozimento: 20 min.
Para 2 pessoas

- 360g de kani desfiado
- 4 ovos
- Queijo cottage
- 4 colheres de sopa de requeijão cremoso 0% gordura
- 2 colheres de café de ágar-ágar
- Sal, pimenta-do-reino

Preaqueça o forno a uma temperatura de 240º C.

Em um recipiente, adicione o kani desfiado e quebre os 4 ovos sobre o kani. Adicione o queijo cottage e o requeijão cremoso 0% gordura. Tempere com sal e pimenta-do-reino.

Adicione o ágar-ágar e misture tudo até obter uma massa homogênea.

Despeje a massa em um tabuleiro retangular ou oval e leve ao forno por 10 minutos.

Deixe assar por 20 minutos, até que o gratinado cresça e doure.

Linguado

Peixe extremamente magro e pouco calórico, mas de carne fina e delicada, que se dissolve facilmente na boca. Possui três grandes qualidades: o preço acessível, a grande capacidade de saciedade, graças a um bom teor de proteínas de excelente qualidade, e também o gosto bastante iodado, que seduz quem o aprecia e aquele que tem uma tireoide preguiçosa.

Características nutricionais gerais
No plano nutricional, é um peixe magro (1g de lipídio a cada 100g), rico em proteínas (18g a cada 100g), hipocalórico (73 calorias a cada 100g) e rico em iodo.

Papel na dieta Dukan
Na minha dieta, aconselho o linguado apenas para quem realmente gosta. Para aqueles que não o apreciam, a motivação para prepará-lo nunca vai aparecer. E eu entendo, pois existem muitos outros peixes, e o mais importante na minha dieta é consumir sem limites os alimentos preferidos entre os que são permitidos.

Modos de preparo na dieta Dukan
O linguado costuma ter o tamanho de uma porção. Pode ser preparado na frigideira, depois do tradicional "3 gotas de óleo + papel toalha". O cozimento deve ser rápido, em fogo bem alto, para conservar a firmeza do interior da carne e da crosta obtida pelo calor da frigideira.

Filés de linguado recheados com vieiras

Tempo de preparo: 10 min. Tempo de cozimento: 25 min.
Para 4 pessoas

- 4 filés de linguado
- 16 vieiras
- 2 colheres de sopa de creme de leite light
- 1 colher de café de amido de milho
- Suco de 3 limões sicilianos
- Cebolinha
- Sal, pimenta-do-reino

Corte cada filé de linguado em dois, no sentido do comprimento. Adicione 1 vieira sobre cada filé e enrole. Utilize um palito para segurar o enroladinho e coloque em um prato que possa ser levado ao forno. Distribua as 8 vieiras restantes em torno dos filés enrolados.

Adicione o suco de 1 limão siciliano. Tempere com um pouco de sal e pimenta-do-reino a gosto. Leve ao forno por 20 minutos, a uma temperatura de 200º C.

Enquanto isso, esprema o suco dos 2 limões sicilianos restantes e esquente em fogo brando. Dissolva o amido de milho em 2 colheres de sopa de água.

Quando o suco de limão começar a ferver, adicione o creme de leite light, batendo bem, com um batedor de claras.

Deixe cozinhar mais um pouco em fogo baixo, misturando por alguns minutos e, em seguida, adicione o amido de milho diluído. Mexa bem, pois o molho vai engrossar um pouco. Tempere com sal e pimenta-do-reino. Coloque os enroladinhos nos pratos, salpicando com cebolinha.

Manjuba

A manjuba é um peixe de porte pequeno encontrado em águas salgadas, mas que também pode se adaptar a águas doces. É muito parecido com a sardinha.

Características nutricionais gerais
A manjuba é um alimento funcional, pois contém ácido graxo linolênico (n-3), além de ter um alto valor proteico (23,5g a cada 100g).

Papel na dieta Dukan
Apesar de ser um peixe muito facilmente encontrado e de baixo custo, seu consumo vem diminuindo devido ao modo de preparo principal ser frito. Mesmo assim, é permitido consumi-lo em todas as fases da dieta.

Modos de preparo na dieta Dukan
O preparo de sua carne, que possui uma característica consistente e elástica e não apresenta quase nenhuma coloração, costuma ser frito.

Tempura de manjuba

Tempo de preparo: 45 min.
Para 3 pessoas

- 300g de manjuba
- 1 ovo
- 3 colheres de sopa de amido de milho
- ½ xícara de chá de leite desnatado
- 1 pitada de sal
- 1 pitada de pimenta-do-reino

Abra as manjubas ao meio e retire a espinha e os espinhos maiores.

Misture o ovo, o amido de milho e o leite desnatado. Tempere a massa com sal e pimenta-do-reino.

Passe a sardinha na massa e asse por 15 minutos em um forno preaquecido a 220° C. Sirva quente.

Merluza

A merluza é um dos peixes mais apreciados pela população, pois possui uma carne branca e levemente salgada.

Características nutricionais gerais
É um peixe pouco calórico (apenas 89 kcal a cada 100g). Tem também um índice de potássio razoável, além de um alto teor de ômega 3.

Papel na dieta Dukan
A merluza pode ser consumida diariamente e em todas as fases da dieta, pois sua qualidade nutricional é excelente.

Modos de preparo na dieta Dukan
Um peixe de boa textura e sabor agradável, a merluza pode ser preparada em filés ou em espetos na grelha.

Hambúrguer de merluza ao molho de mostarda e ervas

Tempo de preparo: 40 min.
Para 4 pessoas

- 400g de filé de merluza
- 1 colher de chá de suco de limão
- 2 colheres de sopa de requeijão light
- 1 colher de café de sementes de coentro
- 2 colheres de sopa de mostarda amarela
- 1 colher de sopa de salsinha picada
- 1 colher de café de manjericão picado
- 1 colher de café de estragão picado (opcional)
- Páprica doce
- Sal, pimenta-do-reino

Misture o requeijão light, o suco de limão, a mostarda e as ervas. Esquente o molho sem ferver, tempere com sal e reserve.

Pique os filés de peixe na ponta da faca. Tempere-os com sal, pimenta-do-reino, páprica e as sementes de coentro amassadas.

Com as mãos molhadas, faça hambúrgueres, moldando a carne.

Toste na frigideira dos dois lados, até dourar, e sirva com o molho.

Namorado

O namorado é um dos peixes mais procurados devido ao sabor de sua carne, e é muito abundante desde a região Norte até o litoral do Rio de Janeiro. Sua característica principal é a carne branca e sem espinhos.

Características nutricionais gerais
Além de ser fonte de proteínas e de ômega 3, esse peixe é rico em minerais como cálcio, fósforo, iodo e cobalto, assim como em vitaminas A, B e D.

Papel na dieta Dukan
A carne do namorado, por ser muito magra e muito procurada, se encaixa perfeitamente em sua dieta.

Modos de preparo na dieta Dukan
Devido à consistência firme de sua carne, o namorado é mais indicado para ser cozido ou ensopado. Se o peixe for comprado inteiro, ele também poderá ser preparado assado.

Namorado ao vapor

Tempo de preparo: 45 min.
Para 2 pessoas

- 1 namorado inteiro, de tamanho médio
- 1 maço de cebolinha
- Suco de limão
- 2 folhas grandes de acelga
- Sal, pimenta-do-reino

Tempere o peixe por dentro e por fora. Faça talhos nas laterais para facilitar o cozimento e salpique com a cebolinha bem fina.

Envolva o peixe nas folhas de acelga. Coloque-o em uma panela de vapor e cozinhe por cerca de 20 minutos, até ficar opaco.

Com a ajuda de uma espátula grande, remova o peixe da panela de vapor, disponha em um prato e tempere externamente com o suco de limão.

Abra o peixe somente na hora de servir.

Pacu

A carne do pacu, peixe típico do Pantanal e da Amazônia, possui um ótimo sabor. Apesar do gosto ser forte, o peixe tem poucos espinhos.

Características nutricionais gerais
O pacu é um dos peixes que possui o maior valor calórico. Como todos os peixes, ele é rico em proteínas e minerais, como cálcio, fósforo, potássio, sódio, vitamina A, C e D.

Papel na dieta Dukan
Mesmo possuindo um ótimo sabor, o pacu tem um alto teor calórico e sua carne é um pouco indigesta. Ainda assim, é permitido consumi-lo em todas as fases da dieta.

Modos de preparo na dieta Dukan
Os modos de preparo principais desse alimento são na forma grelhada ou assada.

Pacu com batata refrescante

Tempo de preparo: 1h
Para 2 pessoas

- 2 filés de pacu sem pele
- 1 batata média
- 1 pote de iogurte desnatado
- ½ cebola picadinha
- 2 colheres de sopa de suco de limão
- Sal, pimenta-do-reino branca

Para o tempero cajun:
- 1 colher de café de tomilho
- 1 colher de café de orégano
- 1 colher de café de alho picado
- 1 colher de café de páprica
- 1 colher de café de pimenta calabresa
- 1 colher de café de pimenta-do-reino preta moída
- 1 colher de café de sal

Corte a batata em cubos e cozinhe em água temperada com sal até amolecer. Escorra bem e tempere com o sal, a pimenta-do-reino e a cebola picadinha.

Misture o iogurte com o limão, tempere e adicione a batata. Misture bem e reserve.

Misture todos os temperos cajun. Passe uma face do filé no tempero e toste na frigideira até o peixe ficar opaco. Vire o peixe e termine de cozinhar. Ele deve ficar com uma crosta escura de especiarias.

Sirva com a salada de batatas fria ou em temperatura ambiente.

Peixe-espada

Peixe de água salgada semigorduroso, facilmente reconhecível pela espora em seu rabo crescente, e também por certas espécies lendárias, que possuem um véu que se desdobra da barbatana.

Características nutricionais gerais
O peixe-espada é rico em proteínas (19g a cada 100g), tem um bom teor de ferro, assim como uma boa média de teor de lipídios: 4,5g a cada 100g. Aconselhável a pessoas sujeitas a riscos cardiovasculares que buscam uma fonte de gordura protetora do sistema cardiovascular.

Papel na dieta Dukan
O peixe-espada possui uma carne ao mesmo tempo fina e compacta, capaz de nos dar uma boa sensação de saciedade. Este peixe tem um lugar especial na dieta Dukan, pois sua carne é muito mais seca que a do atum e menos gordurosa que a do salmão.

Modos de preparo na dieta Dukan
Pode ser preparado em postas, grelhadas ou fritas, ou ainda em espetinhos, misturado com camarões e vieiras. Também pode ser consumido em forma de carpaccio, marinado com suco de limão.

Carpaccio de peixe-espada com pimentões e tomates secos

Tempo de preparo: 15 min. Tempo de marinada: 20 min.
Para 4 pessoas

- 350g de peixe-espada em fatias
- 80g de pimentão seco
- 80g de tomates secos
- 4 limões sicilianos
- 1 colher de sopa de salsa picada
- Sal, pimenta-do-reino

Limpe o peixe-espada, retirando a pele e a espinha dorsal. Lave-o, seque-o e leve ao congelador por 30 minutos, para endurecer a carne e facilitar o corte. Retire do congelador e corte em fatias finas.

Espalhe as fatias em um prato com bordas. Enxugue o óleo dos tomates e dos pimentões secos com papel toalha e, em seguida, corte-os em pedaços. Salpique-os sobre o peixe.

Esprema os limões sicilianos e despeje o suco sobre o carpaccio. Adicione a salsa picada e tempere com sal e pimenta-do-reino.

Cubra com papel-filme e deixe marinando na geladeira por pelo menos 20 minutos.

Pescada

A pescada é um peixe branco, de carne fina, mas bem menos firme que o linguado ou o dourado. Estatisticamente, ao que parece, é um peixe que se começa a gostar com a idade, o que explica o fato de os adolescentes e jovens não o consumirem com frequência.

Características nutricionais gerais
Peixe magro (2g de lipídios a cada 100g) e rico em proteínas de extrema qualidade (17g a cada 100g). Além disso, é pouquíssimo calórico (92 calorias a cada 100g).

Papel na dieta Dukan
Peixe muito interessante em uma dieta para os adultos preocupados com a saúde e com se manter em forma. Costuma ser consumido com um molho de vegetais, condimentos, vinho ou vinagre, perdendo muito do seu gosto. É, no entanto, um dos peixes de melhor custo-benefício no que diz respeito à quantidade de proteínas e a calorias; logo, deveria ser mais difundido.

Modos de preparo na dieta Dukan
Deixe o molho de lado e prepare a pescada em forma de fritada: vai ficar muito mais gostoso e atraente. Teste também o preparo na panela, com cebola, alho, tomilho e salsa. O vinho branco é uma adição que não apresenta problemas para a dieta, pois seu álcool se evapora totalmente ao longo do cozimento. Firmin Arrambide, chef do restaurante Pyrénées, propõe a pescada assada com alho e servida com amêijoas ao molho.

Quiche de farelo de aveia e pescada

Tempo de preparo: 10 min. Tempo de cozimento: 35 min.
Para 2 pessoas

- 2 postas de pescada congeladas
- 2 ovos
- 4 colheres de sopa de farelo de aveia
- 2 colheres de sopa de farelo de trigo
- 1 cebola
- 2 colheres de sopa de requeijão cremoso 0% gordura
- 2 colheres de sopa de creme de leite light 3% gordura
- 1 colher de café de fermento
- Aneto
- Sal, pimenta-do-reino

Descongele o peixe. Quando estiver bem descongelado, corte-o em pedaços bem pequenos, assim como a cebola.

Misture-os com os ovos, o farelo de aveia e o farelo de trigo, assim como o creme de leite e o requeijão cremoso.

Dissolva o fermento em um pouco de água quente e adicione ao preparo anterior. Misture tudo. Você pode optar por bater tudo no liquidificador, mas não é necessário.

Adicione sal, pimenta-do-reino e aneto. Despeje o preparo em uma forma redonda de silicone e leve ao forno por 35 minutos, a uma temperatura de 180º C.

Pintado

O pintado é um peixe de água doce que possui carne rosada e saborosa, e tem poucas espinhas.

Características nutricionais gerais
O pintado é um peixe pouco calórico (apenas 91kcal a cada 100g) e magro, pois contém 1,3g de lipídeos a cada 100g. Ele é de fácil digestão e traz boas quantidades de cálcio, zinco, fósforo, potássio e niacina.

Papel na dieta Dukan
Por possuir um ótimo sabor e uma boa digestão, o pintado pode ser uma ótima opção de prato principal em sua dieta. Além de seus benefícios, ele irá lhe oferecer imenso prazer durante sua refeição.

Modos de preparo na dieta Dukan
É um ótimo peixe, pois absorve os temperos rapidamente e pode ser consumido grelhado ou assado na brasa, inteiro ou em postas.

Pirão de pintado

Tempo de preparo: 45 min.
Para 2 pessoas

- 1 pintado de 300g
- 600ml de água
- ½ cebola
- 2 dentes de alho
- Talos de salsinha
- 4 colheres de sopa de farinha de mandioca crua
- 2 ovos cozidos
- Coentro fresco
- Pimenta dedo-de-moça
- Sal

Cozinhe o peixe na água com a cebola e o alho picado. Adicione também os talos de salsinha e cozinhe por 30 minutos em fogo baixo.

Retire o peixe e o desfie.

Coe o caldo, adicione a farinha e vá mexendo no fogo, até engrossar. Adicione o peixe desfiado.

Tempere com sal e salpique com pimenta dedo-de-moça, se preferir. Sirva com os ovos cozidos e o coentro fresco.

Robalo

Um dos peixes mais consumidos na França, sua carne branca, perolada, fina e refinada, mas também relativamente magra, faz do robalo um peixe bastante procurado e, infelizmente, muito caro (um dos mais caros do mercado).

Características nutricionais gerais
O robalo é magro (1,8g de lipídios a cada 100g), rico em proteínas de boa qualidade (18,5g a cada 100g) e pouco calórico (90 calorias a cada 100g).

Papel na dieta Dukan
Na minha dieta, é importante entender que o robalo é um alimento de luxo. Consumi-lo é algo reservado a momentos especiais, que dão um toque todo especial à dieta. Por isso, deve ser guardado para refeições festivas ou para um grande momento em família. Para quem costuma ter almoços de negócios e não se preocupa muito com a conta, não se deve hesitar em pedir o robalo ou peixes semelhantes.

Modos de preparo na dieta Dukan
O preparo do robalo deve ser o mais simples possível, para não se perder a fineza de sua carne, com um leve gosto de crustáceos. De maneira ideal, deve ser preparado no forno, inteiro e com erva-doce ou aneto — seu toque de anis combina perfeitamente com o aroma iodado do robalo. Caso o peixe seja muito grande, também é possível preparar uma crosta de sal (farinha + sal + condimentos). Apenas os filés de robalo devem ser feitos na frigideira.

Robalo assado com creme de camarão

Tempo de preparo: 1h
Para 2 pessoas

- 1 robalo médio
- 200g de camarão descascado
- ¼ de xícara de fubá
- ½ cebola
- Sal, pimenta-do-reino

Refogue a cebola picada e o camarão com um pouquinho de água. Assim que a água secar e a cebola estiver macia, adicione 1 xícara de água e espere ferver.

Despeje a polenta em um fio contínuo, sem parar de bater com um batedor de arame.

Cozinhe por 30 minutos, mexendo sempre. Tempere com sal e pimenta-do-reino e reserve.

Salpique sal e pimenta-do-reino sobre o peixe e recheie com a polenta de camarão. Leve para assar a 180º C até dourar.

Decore com mais camarões e sirva.

Salmão e salmão defumado

Em vinte anos, o salmão passou do status de alimento de luxo ao peixe mais vendido no mundo. E, para que isso fosse possível, o salmão foi o peixe mais exposto a um aumento de criação, o que o torna acessível durante o ano inteiro. Na prática, quanto mais gorduroso o salmão, melhor é o seu gosto, ou seja, na parte superior, o mais longe possível da cauda.

Características nutricionais gerais

No plano nutricional, é um peixe gorduroso, mas suas gorduras apresentam efeitos medicinais: limpam as artérias que a gordura de contrafilé bovino, de cordeiro ou de porco obstruem. Repleto de ômega 3, a ação do salmão em relação ao sono e à resistência ao estresse deve ser preferida em uma dieta emagrecedora. E, além disso, quando fresco, tem apenas 200 calorias a cada 100g de peixe e 250 calorias a cada 100g de salmão defumado, ou seja, 80 calorias por fatia. Como não querer comer esse peixe?

Papel na dieta Dukan

Na minha dieta, o salmão é uma das peças principais. É o meu peixe número um. Por quê? Porque é um alimento festivo, gorduroso, que desmancha na boca e tem uma bela cor "rosa salmão". É um peixe que sacia, não é muito caro e pode ser facilmente congelado, sem perder o sabor e a consistência.

Modos de preparo na dieta Dukan

O salmão é um peixe muito funcional na cozinha. Pode ser preparado de todas as formas: grelhado, cozido unilateralmente, em papelotes, no vapor, na frigideira, sobre uma camada de sal grosso. É, também, muito apreciado na forma defumada, que ultrapassou todas as fronteiras e as culturas. E também costuma ser bastante consumido em marinadas. Isto basta para dizer que é um dos alimentos mais importantes na minha dieta.

Ovo mexido com salmão

Tempo de preparo: 15 min.
Para 2 pessoas

- 200g de filé de salmão
- 4 ovos
- 2 colheres de sopa de creme de leite light
- Sal, pimenta-do-reino branca

Bata os ovos com o creme de leite e tempere com sal e pimenta-do-reino branca.

Corte tiras do salmão e tempere com sal e pimenta-do-reino branca.

Coloque a mistura de ovos em uma frigideira antiaderente e cozinhe, mexendo sempre. Adicione as tiras de salmão logo após o ovo começar a firmar.

Assim que o salmão ficar opaco, transfira os ovos mexidos para um prato e sirva.

Sardinha

A sardinha é um peixe pequeno e gorduroso e está entre os melhores peixes para a saúde, inclusive no campo do sobrepeso, pois sua carne tem um grande poder de saciedade.

Características nutricionais gerais
No plano nutricional, a gordura da sardinha tem uma qualidade excepcional (poli-insaturada) e é muito rica em ômega 3. O teor de gordura da sardinha varia entre 3% e 17% de acordo com a estação, mas, na maioria das vezes, fica em 9%, o que é pouco comparado ao teor de gorduras da carne bovina, 12%. A sardinha é um bom fornecedor de cálcio, especialmente em conserva, e, assim, é muito útil para as mulheres em menopausa e sobrepeso.

Papel na dieta Dukan
Na minha dieta, considero a sardinha como um dos melhores alimentos, graças ao seu poder de saciedade e ao fato de possuir gorduras de qualidade excepcional. Além disso, por conta de seu preço baixo e suas diversas apresentações em conserva (com tomate, limão, ao molho escabeche, com azeite, mas também a não muito conhecida sardinha em conserva sem molho).

Modos de preparo na dieta Dukan
A sardinha pode ser preparada de inúmeras formas e o preparo em conserva pode ser bastante refinado, caso seja bem escolhido. Também pode ser preparada grelhada, se possível, em uma churrasqueira, ou ainda na frigideira, sem qualquer necessidade de se adicionar gordura. Para quem não consegue suportar o cheiro da sardinha,

o cozimento pode ser feito embrulhando-a em papel-alumínio, com limão siciliano e coentro. A sardinha crua também é muito boa quando marinada: uma camada de peixe sobre uma camada de alho, salsa e limão siciliano.

Sardinhas à calabresa

Tempo de preparo: 10 min. Tempo de cozimento: 12 min.
Para 2 pessoas

- 12 sardinhas frescas
- 200g de molho de tomate
- 3 dentes de alho amassados
- Suco de 1 limão siciliano
- 8 tomates-cereja
- 8 ovos de codorna cozidos
- Páprica
- Sal, pimenta-do-reino

Em uma panela, despeje o molho de tomate, o suco de limão siciliano e o alho amassado. Cozinhe em fogo alto durante 5 minutos.

Em uma frigideira, doure as sardinhas — previamente temperadas com sal, pimenta-do-reino e páprica — por 2 minutos. Vire o peixe na metade do tempo de cozimento. Despeje o molho de tomate sobre as sardinhas.

Adicione os ovos e os tomates cortados pela metade. Esquente por cerca de 2 minutos.

Tilápia

A tilápia é um peixe delicioso e que tem um papel fundamental em sua dieta. Ela também pode ser conhecida como Saint Peter, e possui um sabor muito marcante, além de ter poucas espinhas e baixo teor de gordura.

Características nutricionais gerais
A tilápia é considerada um peixe de baixo valor calórico. Ela contém proteínas e ômega 3, além de selênio, fósforo, potássio, vitamina B12, niacina, vitamina B6, e ácido pantotênico.

Papel na dieta Dukan
É um peixe que possui uma enorme variedade de benefícios para sua dieta, incluindo a capacidade de aumentar seu metabolismo, ajudando, assim, a reduzir o peso.

Modos de preparo na dieta Dukan
A tilápia é um alimento de fácil preparo e costuma ser consumida grelhada ou assada.

Sopa mediterrânea de tilápia

Tempo de preparo: 45 min.
Para 4 pessoas

- 800g de tilápia
- 2 tomates maduros ou 1 lata de tomate pelado
- ½ pimentão vermelho
- ½ pimentão verde
- 1 cebola
- ½ alho-poró
- ½ bulbo de erva-doce
- 1 braço de salsão
- 3 dentes de alho
- 1 pitada de páprica doce
- 1 pitada de açafrão (opcional)
- Sal, pimenta-do-reino

Pique a cebola, o alho-poró, a erva-doce e o alho. Cubra com água, leve para ferver, abaixe o fogo e cozinhe por 30 minutos.

Coe o caldo de vegetais e adicione o tomate picadinho e os peixes limpos, ainda com pele e espinhas. Cozinhe por 20 minutos em fogo bem baixo.

Passe para um liquidificador e bata bem.

Passe o conteúdo por uma peneira, apertando bem para aproveitar tudo.

Tempere a sopa com páprica, sal, pimenta-do-reino e, se preferir, 1 pitada de açafrão.

Truta

As trutas são os peixes com o menor risco de contaminação ao serem consumidos, pois vivem apenas em águas puras. Quem consome essa carne pode sentir um sabor bem suave.

Características nutricionais gerais
A truta é uma das melhores fontes de ômega 3 (0,5mg a 1,6mg a cada 100g). Também dispõe de vitamina D, vitaminas do complexo B (B1, B3, B5 e B6) e minerais, bem como de potássio e fósforo.

Papel na dieta Dukan
É um alimento excelente para quem está de dieta, pois possui pouca gordura e vários nutrientes que ajudam a manter a saúde em dia.

Modos de preparo na dieta Dukan
A truta costuma ser preparada na frigideira, como filé. É um dos peixes mais encontrados nas receitas culinárias.

Filé de truta e crocante de queijo

Tempo de preparo: 30 min.
Para 2 pessoas

- 2 filés de truta
- 1 colher de sopa de farelo de aveia
- 2 queijos Polenguinho light
- 1 ovo batido
- Sal, pimenta-do-reino branca

Corte os Polenguinhos ao meio. Passe-os no ovo batido e no farelo de aveia.

Leve o queijo para assar a 220° C até dourar e ficar cremoso por dentro.

Enquanto isso, tempere os filés de truta com sal e pimenta-do-reino.

Toste os filés de truta na frigideira antiaderente.

Sirva os filés com o Polenguinho crocante por cima.

Vermelho

O nome "peixe vermelho" pode ser utilizado para classificar diversos peixes que possuem a cor avermelhada, porém a espécie mais conhecida é a Priacanthus arenatus, *que possui uma coloração intensa de vermelho e é encontrada em todo o oceano Atlântico ao longo da costa brasileira.*

Características nutricionais gerais
A carne do vermelho possui um alto teor de proteínas e é um alimento fonte de ácidos graxos ômega 3, além de ser fonte de ferro, de vitaminas do complexo B e das vitaminas D e K.

Papel na dieta Dukan
O vermelho é um alimento que possui todos os benefícios de outros peixes e que pode ser consumido em todas as fases da dieta.

Modos de preparo na dieta Dukan
O vermelho é um peixe que tem alto valor culinário, e apesar de não ser muito utilizado na cozinha brasileira, saiba que sua melhor forma de preparo é assado.

Filé de vermelho ao molho de laranja e alcaparras

Tempo de preparo: 30 min.
Para 4 pessoas

- 4 filés de vermelho
- 2 laranjas
- 1 colher de sopa de alcaparras
- Sal, pimenta-do-reino branca

Fatie meia laranja. Com a metade fatiada e a outra laranja inteira, extraia o suco e leve para ferver. Reduza até obter ½ xícara de suco.

Tempere os filés de peixe com sal e pimenta-do-reino branca. Coloque os filés na panela e cozinhe em fogo baixo, sem ferver o suco, até ficar opaco. Retire os filés e coloque em um prato para servir.

Adicione as laranjas fatiadas no caldo de laranja e esquente junto com as alcaparras.

Tempere com sal e pimenta-do-reino e sirva por cima dos filés de peixe.

Aves

Codorna

A codorna é uma ave pouco conhecida, injustamente, sobretudo por ser vendida por grandes marcas de criadores orgânicos. Rica em proteínas, pouco gordurosa e mediamente calórica, a codorna é um alimento a ser consumido em ocasiões festivas, algo que vem dos tempos em que era um animal de caça selvagem. Além disso, o preço da codorna é acessível a todos.

Características nutricionais gerais
No plano nutricional, é como uma ave clássica qualquer, mas a pele deve ser retirada. São 70 calorias para a codorna cozida, ou seja, um pouco mais que em uma porção de requeijão cremoso. A codorna tem 4g de lipídios, mas 12g de proteína!

Papel na dieta Dukan
Na minha dieta, recomendo que a codorna seja bem preparada, pois é uma ave saborosa, fina, de boa consistência. E, acima de tudo, entra na categoria de "*slow-food*", ao lado da alcachofra, do caranguejo, dos moluscos, mexilhões... São alimentos lentamente consumidos pelo organismo e que geram saciedade, interessantes para quem come rápido demais.

Modos de preparo na dieta Dukan
A melhor maneira de preparar a codorna é na panela ou ao forno, recheada com queijo cottage, muitos temperos, 1 colher de café de farelo de aveia e pedacinhos de limão *confit*. Tente preparar duas codornas desta maneira e você ficará bem feliz e satisfeito.

Codornas recheadas com requeijão cremoso e purê de aipo

Tempo de preparo: 10 min. Tempo de cozimento: 15 min.
Para 2 pessoas

- 100g de requeijão cremoso 0% gordura
- 2 codornas
- 200g de purê de aipo
- 1 ramo de cebolinha
- Cominho em grãos
- Sal, pimenta-do-reino

Desosse as codornas pela coluna vertebral, deixando os flancos bem atados.

Misture o requeijão cremoso 0% gordura com o purê de aipo e adicione a cebolinha picada, 2 pitadas de cominho, o sal e a pimenta-do-reino.

Recheie as codornas, feche-as bem e leve ao forno em ramequins individuais, com a dobra para baixo.

Asse no forno durante 15 minutos a uma temperatura de 150º C.

Sirva bem quente com o purê de aipo.

Frango

O frango é um dos principais alimentos da modernidade, graças à sua criação industrial. A maioria dos frangos consumidos, principalmente os que cabem nos pequenos bolsos, são aqueles das grandes marcas da indústria agroalimentar. São alimentos corretos do ponto de vista da nutrição, com bom poder de saciedade e bastante baratos.

Características nutricionais gerais

No plano nutricional, o frango é um alimento relativamente magro (6g de lipídios a cada 100g de carne), perdendo ainda mais 1,5g de gordura quando se retira a pele. Pouco calórico, chega a 140 calorias a cada 100g de carne (sem a pele).

Papel na dieta Dukan

Na minha dieta, o frango é um alimento importante, de primeira linha e uso fácil. Se puder, compre frangos um pouco mais caros, de criação orgânica. Assim, terá uma excelente qualidade e o melhor dos sabores. Ou, então, escolha seu pedaço: um peito de frango bem apresentado, coxas, asas, frango fresco ou congelado, ou ainda os frangos assados de padaria que assam durante um dia inteiro e, normalmente, têm qualidade aceitável.

Modos de preparo na dieta Dukan

Existe uma variedade imensa de preparos para o frango. Em cada país e cultura, encontra-se uma maneira diferente de cozinhá-lo. Na França, o frango costuma ser assado inteiro no forno, com sua pele e seu caldo. Cada um escolhe como temperar, que especiarias usar e como recheá-lo. Nunca se esqueça do limão siciliano.

Tiras de frango com vinagre de cidra

Tempo de preparo: 5 min. Tempo de cozimento: 20 min.
Para 2 pessoas

- 500g de frango em tiras
- 100ml de vinagre de cidra
- Salsa
- ½ colher de café de gengibre em pó
- Sal, pimenta-do-reino

Em uma frigideira antiaderente, frite as tiras de frango até que estejam cozidas e douradas.

Assim que dourarem, tempere com sal e pimenta-do-reino. Salpique com gengibre em pó e com a salsa. Em seguida, adicione o vinagre de cidra à frigideira, até que evapore um pouco.

Cozinhe durante 5 minutos em seu próprio caldo, mexendo as tiras de vez em quando. Sirva em um prato salpicado com um pouco de salsa.

Galeto

O galeto é uma espécie de ave como as demais, criada entre 32 e 38 dias, com um peso médio de 450g. Seu preço não costuma ser muito alto.

Características nutricionais gerais
No plano nutricional, é muito próximo do frango, mas um pouco mais rico em proteínas (21g a cada 100g), um pouco menos calórico (147 calorias a cada 100g) e com um teor de gorduras equivalente (7g com a pele e 6g sem).

Papel na dieta Dukan
Na minha dieta, o galeto é interessante para pessoas que moram sozinhas ou para casais que não têm grande apetite. É uma ave rápida de se cozinhar, tanto no forno quanto cortada em dois e disposta em uma frigideira ou uma grelha.

Modos de preparo na dieta Dukan
O galeto pode ser preparado de muitas maneiras diferentes. É excelente quando assado, dourado no forno, grelhado ou cozido na panela. O resultado varia muito de acordo com a qualidade. Vale a pena gastar um pouco mais para ter um galeto de boa criação, bem mais saboroso.

Galeto com limão *confit*

Tempo de preparo: 20 min. Tempo de cozimento: 40 min.
Para 2 pessoas

- 2 galetos
- 5 ramos de tomilho
- 500ml de caldo de galinha
- 2 cebolas médias
- 2 dentes de alho
- 6 limões sicilianos *confits*
- Sal, pimenta-do-reino

Tire as folhas de tomilho do caule e salpique-as sobre os galetos, dispostos em um prato que possa ser levado ao forno.

Corte os limões sicilianos *confits* em fatias e utilize-as para cobrir os galetos.

Leve ao forno durante 20 minutos, a uma temperatura de 180º C. Na metade do cozimento, regue os galetos com caldo de galinha.

Corte as cebolas e amasse o alho.

Retire o prato do forno. Coloque a cebola e o alho em torno dos galetos.

Tempere com sal e pimenta-do-reino. Leve ao forno novamente por mais 20 minutos, sempre vigiando o cozimento.

Galinha-d'angola

Esta é uma ave francesa por excelência, pois a França é o país que mais a produz no mundo. A galinha-d'angola, ao contrário do frango, não consegue sobreviver a uma criação intensiva. Desse modo, é um animal bem-criado; as galinhas-d'angola são abatidas somente após 80 dias no criadouro.

Características nutricionais gerais
No plano nutricional, a galinha-d'angola é uma das aves mais magras que existem (5g de lipídios a cada 100g), e com lipídios de boa qualidade (insaturados). Também é a mais rica em proteínas, e tem apenas 155 calorias em uma porção de 100g.

Papel na dieta Dukan
Na minha dieta, é um alimento secundário, do qual não me lembro muito. A galinha-d'angola deve ser preparada com cuidado, pois não atende muito às demandas urgentes das pessoas que voltam para casa cheias de fome depois do trabalho.

Modos de preparo na dieta Dukan
O cozimento da galinha-d'angola deve ser realizado em uma panela de pressão, pois é uma carne muito seca para ser assada no forno. Logo, deve ser preparada acompanhada de todos os legumes possíveis, pois isso vai ajudar a irrigar a carne, que é difícil de deixar mais suculenta.

Galinha-d'angola com repolho

Tempo de preparo: 30 min. Tempo de cozimento: 30 min.
Para 6 pessoas

- 1 galinha-d'angola grande, de 1,2kg a 1,5kg
- 1 cebola
- 6 cenouras
- 1 repolho grande
- 4 cravos
- 1 maço de tomilho, louro e salsa
- 1 cubo de caldo de galinha sem gordura
- 1 lata de 400g de tomates *concassées* (triturados)
- 200g de cogumelos Paris
- 300g de frango em pequenos pedaços
- Sal, pimenta-do-reino

Descasque as cenouras e corte-as em rodelas.

Tire a casca da cebola e corte-a em quatro, adicionando 1 cravo em cada uma das quatro partes. Em uma panela, cozinhe o repolho na água por cerca de 10 minutos.

Em uma panela de pressão, refogue a galinha-d'angola. Ela deve ficar dourada.

Adicione a cenoura, a cebola, os pedaços de frango, os cogumelos, os tomates cortados e o maço de tomilho, louro e salsa. Adicione também o repolho e recubra com água. Dissolva o cubo de caldo de galinha e mexa tudo devagar. Tempere com sal e pimenta-do-reino.

Tampe e deixe cozinhar por 30 minutos depois que a panela de pressão começar a apitar.

Peru

O peru, superdemocratizado na França, foi durante muito tempo uma ave festiva, abatida no período das festas de fim de ano. O consumo do peru aumentou muito com a criação em larga escala, e se tornou uma carne mais barata. Pode ser preparado em assados, em forma de filé, em cozidos, em forma de escalope ou em cubos, para fazer pratos com molho, como o estrogonofe, ou como o famoso peru de natal, de 4kg ou 5kg.

Características nutricionais gerais
No plano nutricional, é a ave menos calórica (109 calorias a cada 100g), bastante magra e muito rica em proteínas. É difícil encontrar uma ave melhor, porque, ainda por cima, é riquíssima em vitaminas B, em ferro e em magnésio, ou seja, dá mais energia e saciedade.

Papel na dieta Dukan
Na minha dieta, o peru exerce um excelente papel, pois é a carne mais magra que existe, não apenas entre as aves, mas dentre todas as carnes. Além disso, é uma ave prática e simples, de pouco sabor, mas que pode ser preparada de diversas maneiras, apresentando inúmeras receitas. Para mim, a melhor maneira de preparar o peru é assando sua coxa no forno com alho, como se faz com a carne de cordeiro, e cortada em fatias, que também podem ser consumidas nos dias seguintes. É uma ave que traz alegria à mesa, pois pode ser compartilhada com as pessoas próximas e tem um preço mais que aceitável.

Modos de preparo na dieta Dukan
O peru costuma ser preparado de maneira bastante simples, principalmente quando se cozinha o seu peito cor-

tado em fatias. Tente fazer um peru com uma boa mostarda ou em uma camada de cebolas. Você também pode experimentar o peru recheado (¼ de vitela, ¼ de carne bovina, ¼ de presunto magro moído e ¼ de cogumelos e temperos).

Peito de peru à moda indiana

Tempo de preparo: 5 min.   Tempo de cozimento: 15 min.
Para 2 pessoas

- 2 peitos inteiros de peru
- 2 colheres de sopa de temperos indianos ou de curry
- Sal, pimenta-do-reino

Corte o peito de peru em pedaços.

Leve-o a uma frigideira antiaderente. Assim que o peito de peru estiver dourado, tempere com sal e pimenta-do-reino. Em seguida, acrescente uma mistura previamente preparada, com 50 ml de água e os temperos indianos.

Continue cozinhando até que a água evapore totalmente. Sirva quente.

Proteínas vegetais

Hambúrguer de soja

A soja vem se tornando um dos alimentos mais procurados não só pelos vegetarianos, mas por todos em geral. Devido aos seus benefícios à saúde, a soja pode ser consumida de diversas maneiras, sendo o hambúrguer apenas uma delas.

Características nutricionais gerais
O hambúrguer de soja possui um alto teor de proteínas, ácidos graxos, vitaminas A, C, E e as vitaminas do complexo B. Contém também os minerais potássio, cálcio, fósforo e ferro, além de ser um alimento rico em fibras.

Papel na dieta Dukan
O hambúrguer de soja muitas vezes é considerado um alimento light, mas tome cuidado, pois os industrializados podem conter um alto teor de aditivos e corantes, além de uma quantidade significativa de sódio. Esse alimento pode ser consumido em todas as fases da Dieta.

Modos de preparo na dieta Dukan
Prefira consumir receitas caseiras, em que você poderá utilizar a soja texturizada no preparo. Se optar pelo hambúrguer industrializado, verifique a tabela nutricional na embalagem.

Hambúrguer carioca

Tempo de preparo: 30 min.
Para 2 pessoas

- 4 hambúrgueres de soja
- 2 fatias grossas de abacaxi
- 2 queijos Polenguinho light
- Sal, pimenta-do-reino

Corte as fatias do abacaxi na espessura de 1,5cm e reserve.

Doure os hambúrgueres de soja e reserve.

Coloque 1 fatia de abacaxi sobre o hambúrguer e cubra com outro hambúrguer.

Coloque o queijo Polenguinho por cima e doure no forno quente. Sirva quente.

Seitan

O seitan é um dos principais alimentos que substitui a carne animal e que possui benefícios nutricionais. Normalmente é consumido por pessoas vegetarianas, tem uma cor acastanhada e textura gelatinosa. É um alimento proteico derivado do glúten.

Características nutricionais gerais
O seitan é basicamente feito de glúten, a proteína do trigo. Além da proteína, ele possui vitamina B, ferro e fibras, e é isento de gordura. Por ser um alimento feito à base de glúten, pessoas que sofrem de doença celíaca devem evitar o consumo.

Papel na dieta Dukan
Aproveite seus benefícios caso queira uma opção diferente, pois é um alimento que pode ser consumido em todas as fases da dieta e também pode ser utilizado com qualquer tipo de acompanhamento.

Modos de preparo na dieta Dukan
Tem uma textura muito semelhante à da carne e é cozinhada da mesma maneira. É um alimento que adequa-se a vários tipos de preparação e assimila facilmente o sabor dos condimentos adicionados durante o preparo.

Yakisoba de *konnyaku*

Tempo de preparo: 1h
Para 4 pessoas

- 2 pacotes de macarrão de *konnyaku* cozido
- 400g de seitan
- 12 ovos de codorna cozidos
- 1 colher de sopa de maisena
- ⅓ de xícara de chá de molho de soja light
- ½ sachê de caldo de carne 0% gordura
- Sal, pimenta-do-reino preta

Retire o konnyaku da embalagem e lave bem em água corrente.

Corte o seitan em tirinhas e toste em uma frigideira. Salpique sal e pimenta e reserve.

Na mesma frigideira, adicione o molho de soja, 1 xícara de água, o caldo de carne 0% gordura e a maisena. Cozinhe até o molho encorpar.

Misture o macarrão ao molho, junte os ovos de codorna cozidos e as tirinhas de seitan. Sirva quente.

Tofu

O tofu é um leite de soja coalhado e prensado. É um produto oriundo da cultura japonesa, assim como o kani. Progressivamente, o tofu começou a entrar no mercado, graças às suas especificidades. É comercializado em blocos retangulares, com uma consistência que varia entre a do pudim e a do queijo feta e ainda é pouco integrado à culinária ocidental.

Características nutricionais gerais
No plano nutricional, o tofu possui, aproximadamente, a composição de uma carne magra (16g de proteínas, 8g de lipídios e 1g de carboidratos a cada 100g de tofu), com apenas 142 calorias a cada 100g. Além disso, é rico em ferro e magnésio e, gostaria de relembrar, tem ZERO colesterol.

Papel na dieta Dukan
Na minha dieta, o tofu tem uma posição muito importante. É um dos únicos vegetais que incluo entre os 66 alimentos suficientemente ricos em proteínas, sendo que os demais são de origem animal. O motivo é que o tofu contém tanta proteína quanto peixes e carnes, mas bem menos gordura. Suas proteínas são um pouco menos completas que as proteínas animais, pois a elas falta um aminoácido essencial: a metionina, um "buraco" em sua disposição que impede sua assimilação. Para associá-la, basta incrementar com farelo de aveia, o único cereal autorizado na minha dieta, cuja riqueza em metionina confere a tais proteínas o mesmo valor biológico que a das proteínas animais.

Modos de preparo na dieta Dukan

O tofu pode ser preparado cru, moído e bem-temperado, usado em saladas, entradas e aperitivos. Pode ser cozido na frigideira, na grelha ou na chapa e, ainda, em ensopados ou na brasa. O sabor insosso do tofu é facilmente realçado com molho shoyu, refogado com cebola e alho, mas também com gengibre, curry, mostarda de Dijon ou chili em pó e, principalmente, com molho inglês.

Mousse de tofu cremoso com queijo minas frescal 0% gordura

Tempo de preparo: 10 min. Tempo de refrigeração: 3 horas
Para 6 pessoas

- 300g de tofu cremoso
- 8 porções de queijo minas frescal 0% gordura
- 500ml de leite desnatado
- 8g de gelatina em pó
- Suco de 1 limão siciliano
- Raspas de 1 limão siciliano
- 4 colheres de sopa de adoçante em pó (ou mais, a gosto)
- ½ colher de café de canela em pó
- 1 colher de café de água de flor de laranjeira

Em uma panela, adicione o leite, as raspas de limão siciliano e a canela. Deixe ferver e infundir por 20 minutos.

Em uma centrífuga, bata o tofu cremoso com o adoçante, o queijo, o suco de limão siciliano e o leite morno, com a infusão de raspas de limão siciliano e canela. Assim, você vai obter uma massa cremosa.

Despeje o preparo em uma panela e esquente ligeiramente, para poder adicionar a gelatina em pó, previamente diluída em um pouco de água. Misture tudo com um batedor de claras. Deixe esfriar um pouco antes de colocar o preparo em forminhas.

Deixe esfriar mais uma vez até ficar na temperatura ambiente e, em seguida, leve à geladeira durante 3 horas.

Laticínios

Iogurte 0% gordura

Ao lado do aspartame, dos refrigerantes light, dos chicletes sem açúcar, do farelo de aveia, do vinagre balsâmico, dos presuntos lights sem capa de gordura e dos bastões de kani, o iogurte 0% gordura é um dos alimentos que mais ajuda na luta contra o sobrepeso. Estes produtos provavelmente poderão se gabar de terem freado o sobrepeso no mundo, ou seja, de terem atenuado certas patologias e poupado meses e mesmo anos de vidas humanas. O iogurte é, desse modo, um alimento de base.

Características nutricionais gerais
Como todos os laticínios, os iogurtes fornecem lactose, o que lhes permite trazer uma adição de açúcares mais lentos e atenuar a cetose de certas dietas artificiais, de proteínas em sachês. Em um copo de iogurte, temos entre 40 e 50 calorias.

Papel na dieta Dukan
O iogurte 0% gordura é uma verdadeira bênção na minha dieta. Por definição, não contém adição de gorduras, assim como não contém adição de açúcares. É aromatizado, cremoso, refrescante, vem em embalagens fáceis de se transportar, rico em cálcio, em proteínas de extrema qualidade e com poucas calorias. Na minha dieta, é a maneira mais simples e natural de se terminar uma refeição.

Modos de preparo na dieta Dukan
Existem dois tipos de iogurtes 0% gordura: os brancos ou desnatados, que podem ter uma textura mais compacta ou mais fluida e que podem ser consumidos à vontade,

e os frutados (são tantos os sabores que demoraria anos para os especialistas testarem todos). Para os iogurtes frutados, a ordem é simples: eles não são autorizados, mas podem servir como uma espécie de curinga caso seja necessário comer algo mais doce.

Bolo de iogurte

Tempo de preparo: 10 min. Tempo de cozimento: 30 min.
Para 2 pessoas

- 4 colheres de sopa de farelo de aveia
- 2 colheres de sopa de farelo de trigo
- 4 ovos
- 1 pote de iogurte 0% gordura
- 6 colheres de sopa de leite desnatado em pó
- ½ sachê de fermento em pó
- 1 colher de café de adoçante líquido (ou mais, a gosto)
- Aroma de sua escolha

Preaqueça o forno a uma temperatura de 150º C.

Em um recipiente, misture o iogurte e os ovos. Adicione os farelos, o leite desnatado em pó, o fermento, o adoçante e, se quiser acrescentar um sabor específico, o aroma.

Despeje o preparo em uma forma para bolo e leve ao forno por 30 minutos, a uma temperatura de 150º C.

Leite desnatado

Desde que começou a ser industrializado, o leite desnatado — na época consumido apenas por pessoas com hepatite — tornou-se imprescindível para as dietas emagrecedoras e, particularmente, para a minha. É por este motivo que esse alimento tem um lugar tão importante entre os meus 100 alimentos.

Características nutricionais gerais

No plano nutricional, o leite contém muitas proteínas de altíssimo valor biológico, assim como carboidratos — como a famosa lactose — e muito cálcio. O leite desnatado em pó apresenta inúmeras vantagens para quem sabe dosá-lo corretamente. É um alimento de conservação mais longa e evita o desperdício do leite em caixa, que perde a validade rapidamente. Além disso, é mais barato e pode ser preparado mais ou menos concentrado, de acordo com o momento, o gosto e o apetite.

Papel na dieta Dukan

Para quem gosta de leite e não é intolerante a lactose, é um néctar supremo, que alia bebida e alimentação. O leite desnatado é barato, tem excelente poder de saciedade e é muito providencial na minha dieta, pois pode ser usado em inúmeras receitas e lanches rápidos.

Modos de preparo na dieta Dukan

As receitas com leite são muito diversas e seria difícil falar de todas, mas um dos lanches (ou sobremesas) mais comuns e rápidos de se preparar é o pudim de baunilha, de café, de canela ou de cacau em pó sem açúcar. Experimente usar o leite desnatado em uma sopa de abóbora. Não se esqueça de que você pode tomar leite no café da manhã, com chá, café, infusão ou com cacau em pó sem açúcar. Para quem tem grande apetite e gosta de beliscar, o leite é uma solução de primeira instância. Você também pode tomar leite desnatado aromatizado com baunilha.

Pudim de leite à francesa com pistache

Tempo de preparo: 5 min.
Tempo de refrigeração: 2 horas

Tempo de cozimento: 30 min.
Para 4 a 8 pessoas

- 1 litro de leite desnatado
- 6 ovos
- 2 colheres de sopa de aroma de pistache
- 4 colheres de sopa de adoçante líquido
- 1 cardamomo-branco
- 5 gotas de corante azul (opcional)
- 2 gotas de corante amarelo (opcional)

Retire a grelha do forno e preaqueça a uma temperatura de 150º C.

Em uma panela, ferva o leite com as sementes de cardamomo (retire sementes da casca). Deixe em infusão durante 15 minutos.

Enquanto isso, quebre os ovos em um recipiente e bata-os com um batedor de claras. Acrescente o aroma, o adoçante e misture tudo.

Adicione o leite quente em infusão, batendo todo o preparo. Finalize com as gotas de corante, misturando bem. Despeje a mistura em forminhas e disponha-as na grelha. Leve ao forno por 30 minutos, a uma temperatura de 150º C.

Deixe esfriar em temperatura ambiente. Em seguida, leve à geladeira por 2 horas.

Queijo cottage 0% gordura

É um tipo de queijo produzido como uma coalhada, mas que possui um sabor suave. O cottage é feito com leite de vaca e suas características principais são a cor branca e a textura cremosa.

Características nutricionais gerais
Possui baixo teor de gordura e é um alimento fonte de proteínas, de vitaminas do complexo B e também de diferentes minerais, como cálcio, magnésio, potássio, fósforo, zinco e selênio.

Papel na dieta Dukan
Devido ao seu baixo teor de gordura, esse queijo é um ótimo aliado na sua perda de peso. Ele pode ser consumido em todas as refeições e em todas as fases da dieta.

Modos de preparo na dieta Dukan
O queijo cottage é um alimento prático, que pode ser consumido individualmente ou combinado com várias preparações.

Torta de cottage com cobertura de morango

Tempo de preparo: 30 min., mais 3h de esfriamento
Para 6 pessoas

- 250g de queijo cottage 0% gordura
- 3 colheres de sopa de requeijão 0% gordura
- 1 pacote de gelatina sem sabor
- ½ xícara de leite desnatado
- 3 colheres de adoçante culinário
- 1 pacote de gelatina diet de morango
- 1½ xícara de água

Hidrate a gelatina sem sabor com 2 colheres de sopa de água fria.

Bata no liquidificador ou no processador o queijo cottage e o requeijão 0% gordura, a gelatina hidratada, o leite desnatado e o adoçante culinário. Coloque o conteúdo em uma forma e leve para gelar.

Esquente a água e dissolva a gelatina. Derrame a gelatina delicadamente sobre o creme.

Leve para gelar até firmar, por mais ou menos 3 horas.

Queijo minas frescal 0% gordura

O queijo minas é considerado um dos queijos mais populares do Brasil e é caracterizado por ser muito úmido, ter cor branca e consistência macia.

Características nutricionais gerais
É um alimento rico em proteínas (17,4g a cada 100g), tem baixo teor de gordura, e é uma excelente fonte de cálcio e das vitaminas A, D e do complexo B, além de possuir baixo teor de sódio.

Papel na dieta Dukan
Adicionar um queijo branco à sua dieta pode ser uma ótima opção para emagrecer com saúde sem que você precise abrir mão de um alimento gostoso.

Modos de preparo na dieta Dukan
Você pode consumir o queijo minas em lanches, individualmente, em saladas, ou em outros preparos.

Hambúrguer com queijo recheado de abóbora

Tempo de preparo: 45 min.
Para 6 pessoas

- 900g de alcatra moída
- 6 fatias de queijo minas frescal 0% gordura
- ½ abóbora cabocha
- Sal, pimenta-do-reino

Coloque a abóbora com o corte virado para cima em uma assadeira. Asse no forno a 180º C até dourar e amolecer bem (mais ou menos 30 minutos).

Tempere a carne com sal e pimenta e divida o montante em 6 porções.

Com uma colher, raspe a polpa da abóbora e transfira toda a polpa para um recipiente. Tempere com sal.

Pegue uma das porções de carne e recheie com 1 colherada de abóbora. Molde como um hambúrguer e reserve. Repita a operação com as outras porções de carne.

Aumente a temperatura do forno ao máximo. Se possível, escolha a opção grill.

Coloque os hambúrgueres em uma assadeira com papel-manteiga ou folha de silicone e leve para assar. Após 10 minutos, retire do forno e cubra com as fatias de queijo minas.

Volte para o forno até derreter. Sirva a seguir.

Requeijão cremoso 0% gordura

Se tivéssemos que comparar os iogurtes e requeijões cremosos, à parte as atrações gustativas pessoais, o requeijão cremoso ganharia, sem dúvidas, por dois motivos muito simples: o requeijão cremoso é mais compacto e nos deixa ligeiramente mais satisfeitos. O segundo motivo é que o requeijão cremoso traz um pouco mais de proteínas e é menos ácido. Isso não impede que o iogurte seja mais utilizado que o requeijão cremoso, provavelmente por ter uma maior diversidade em seus modos de preparo.

Características nutricionais gerais
As qualidades nutricionais do requeijão cremoso fresco podem ser encontradas nas tabelas nutricionais dos iogurtes. Assim como estes, o requeijão cremoso é apresentado em forma natural ou aromatizada e os dois podem ser consumidos à vontade. No plano nutricional, o requeijão cremoso 0% gordura traz um alto teor de proteínas de grande valor biológico, além de pouquíssima lactose e muito cálcio. Além disso, uma boa dose de sabor e de poder de saciedade!

Papel na dieta Dukan
Assim como todos os laticínios sem gordura, o requeijão cremoso tem um papel de primeira importância na minha dieta. A oferta das marcas de laticínios sem gordura é cada vez maior nos mercados e, particularmente, não tenho preferências teóricas, pois cada uma tem suas vantagens e todas rivalizam para fabricar "um deleite" por apenas 60 calorias a cada 100g do produto.

Modos de preparo na dieta Dukan

O requeijão cremoso 0% gordura pode ser consumido puro, com aspartame ou como ingrediente de inúmeras receitas.

Mousse de morango aerado

Tempo de preparo: 20 min.
Tempo de cozimento: 10 a 15 min. para a calda
Tempo de refrigeração: 4 horas
Para 4 pessoas

- 400g de requeijão cremoso 0% gordura
- 3 folhas de gelatina
- 2 a 3 colheres de adoçante (a gosto)
- 2 colheres de café de aroma de morango
- 4 claras
- 1 pitada de sal
- 5 gotas de corante vermelho (opcional)

Embeba as folhas de gelatina na água fria durante 5 minutos. Adicione o adoçante em uma panela, assim como 4 colheres de sopa de água. Leve à ebulição e deixe ferver por 2 minutos.

Em seguida, acrescente o aroma de morango, as folhas de gelatina escorridas e o corante (opcional). Misture bem e retire do fogo. Em um recipiente, bata as claras em neve, com 1 pitada de sal, para que fiquem mais firmes. Adicione a calda aos poucos, sem parar de bater.

Adicione o requeijão cremoso 0% gordura às claras. Misture delicadamente, para não quebrar as claras em neve.

Despeje a mistura em forminhas e leve à geladeira por 4 horas.

Ovos

Ovo de codorna

O ovo de codorna é um aliado perfeito para quem quer enriquecer a dieta ou melhorar a saúde. São ótimos como acompanhamento, pois possuem um alto teor de proteínas e minerais.

Características nutricionais gerais
O ovo de codorna possui um alto valor nutritivo, sendo uma excelente fonte de proteínas, ferro, fósforo, cálcio, potássio, e das vitaminas A, B1 e B2.

Papel na dieta Dukan
Para pessoas com colesterol alto, recomenda-se comer 5 ovos de codorna acompanhados de 1 ovo de galinha de duas a três vezes por semana. Para quem não tem esse problema, o consumo ideal é de 5 ovos de codorna acompanhados de 1 ovo de galinha todos os dias.

Modos de preparo na dieta Dukan
Os ovos de codorna costumam ser consumidos de forma independente ou misturados em uma salada.

Ovo de codorna ao molho teriyaki

Tempo de preparo: 30 min.
Para 4 pessoas

- 24 ovos de codorna
- ½ xícara de molho shoyu light
- ½ xícara de vinagre de arroz
- 1 colher de chá de adoçante culinário
- 1 colher de chá de maisena
- 1 colher de chá de gengibre picado

Cozinhe os ovos de codorna por 5 minutos. Retire as cascas e reserve.

Em uma panela, cozinhe em fogo brando o molho shoyu, o vinagre, o adoçante e o gengibre, até engrossar. Passe o molho por uma peneira para retirar os pedaços de gengibre.

Coloque os ovos de codorna em espetos e pincele com o molho quente.

Ovo de galinha

O ovo de galinha é um alimento universal, aceito e apreciado em todas as culturas. É quase completo, fácil de cozinhar, tem um bom poder de saciedade e pouquíssimas calorias.

Características nutricionais gerais
No plano nutricional, um ovo traz 80 calorias, sendo que 68 provêm da gema e 12 da clara. Também traz 6,5g de proteínas, metade para a gema, metade para a clara. Sem qualquer carboidrato e qualquer fibra, mas com muito ferro, vitamina A e E, dois dos melhores antioxidantes, vitamina D e uma grande quantidade de vitamina B.

Papel na dieta Dukan
Na minha dieta, é um alimento de base por diversas razões. O ovo aparece no pódio dos alimentos que mais saciam, junto com o atum em lata, o fígado de galinha e o camarão. Levando-se em conta sua capacidade de saciedade, não hesite em comer um ovo cozido meia hora antes de uma refeição cheia de riscos em potencial para a qual for convidado. A única limitação do ovo são os seus 270mg de colesterol, mas isso é um problema apenas para as pessoas que têm a taxa de colesterol elevada. Na pior das hipóteses, 4 ovos por semana não fazem mal a ninguém, especialmente em uma dieta sem adição de gorduras.

Modos de preparo na dieta Dukan
Os preparos do ovo são múltiplos. Pode ser cozido mais mole ou duro, pode ser feito na frigideira, em forma de **omelete** ou mexido. Saiba, no entanto, que a travessia que o ovo faz pelo estômago influencia na saciedade

de acordo com o tipo de cozimento. Dois ovos cozidos mais moles atravessam o estômago em 105 minutos; se estiverem crus, em 135 minutos; fritos, 151 minutos e, totalmente cozidos, em 170 minutos. Além disso, o ovo entra na composição de pudins, suflês e da famosa panqueca de farelo de aveia. Você também pode adicionar ovos às suas saladas, como a famosa salada *niçoise*.

Ovo poché à moda mexicana

Tempo de preparo: 10 min. Tempo de cozimento: 20 min.
Para 4 pessoas

- 4 ovos
- 1 cebola
- 1 pimentão verde
- 1 dente de alho
- 2 tomates frescos
- ½ colher de café de chili em pó
- 800g de molho de tomate
- Sal, pimenta-do-reino

Descasque e corte as cebolas em rodelas finas.

Lave e corte o pimentão em cubinhos, tomando o cuidado de retirar as sementes. Refogue a cebola e o pimentão em fogo baixo por 10 minutos, com 4 colheres de sopa de água. Retire a pele dos tomates e corte-os em cubinhos.

Adicione o chili em pó, o dente de alho amassado, os tomates e o molho de tomate, assim como 1 xícara de água.

Deixe ferver, reduza o fogo e em seguida deixe ferver outra vez, mas sem a tampa, durante 10 minutos. Tempere com sal e pimenta-do-reino.

Enquanto isso, prepare os ovos *pochés*. Em uma panela, esquente um pouco de água. Quebre cada ovo em uma xícara pequena. Quando a água estiver fervendo, aproxime a xícara da superfície e vire rapidamente, de uma vez.

Faça a mesma coisa com outra xícara, do lado oposto da panela. Repita o procedimento.

Depois de 3 minutos, retire os ovos da água com uma escumadeira e disponha-os sobre o preparo de legumes.

Frutos do mar

Camarão

O camarão é peça fundamental para quem quer emagrecer, especialmente em uma dieta rica em proteínas e livre em quantidades — ainda mais quando se busca diversidade, prazer, consistência e cor.

Características nutricionais gerais

No plano nutricional, assim como a maioria dos crustáceos, o camarão é um refúgio de proteínas com pouca gordura e poucas calorias. O camarão não é proibido em caso de problemas de colesterol. Apenas a cabeça e a casca devem ser evitadas.

Papel na dieta Dukan

Na minha dieta, é um alimento de primeira ordem, que começou a ser democratizado após os avanços das técnicas de pesca, da criação em grande escala e da globalização, com suas trocas e a possibilidade de compra de espécies que vivem em outros mares e oceanos (os camarões nórdicos, as gambas, os camarões-rosas do Senegal...). O camarão é um dos alimentos de maior saciedade do mundo, assim como o ovo, o atum, o fígado de galinha etc. Além disso, é uma "*slow-food*", pois é difícil retirar sua casca. E, finalmente, é um alimento de consistência extremamente firme e de longa digestão, mas de sabor e textura extremamente raras.

Modos de preparo na dieta Dukan

O preparo do camarão se presta a todas as modas e todas as culturas. Evite os camarões descascados e congelados, pois são cheios de água e acabam adquirindo uma consistência borrachuda e sem gosto. Os preparos clássicos são camarões refogados no alho ou acompanhados de maionese sem óleo, mas também podem ser adicionados a saladas ou feitos em espetinhos, omeletes... De maneira um pouco mais sofisticada, podemos usar nos fundos de alcachofra ou à moda crioula ou tailandesa, com curry e leite de coco. Os camarões-cinza são deliciosos quando servidos mornos e salpicados com sal grosso.

Camarões sautées com gengibre

Tempo de preparo: 5 min.   Tempo de cozimento: 15 min.
Para 2 pessoas

- 8 camarões grandes
- 4 cebolas pequenas
- 1 pedaço de gengibre picado
- 1 cubo de caldo de peixe sem gordura
- Sal, pimenta-do-reino

Descasque as cebolas e pique-as.

Faça o mesmo com o gengibre, que você deve picar em fatias bem finas, com uma faca bem afiada.

Esquente uma frigideira antiaderente, adicionando 2 colheres de sopa de água.

Quando a frigideira estiver quente, acrescente a cebola picada e o gengibre. Quando estiverem refogados e dourados, adicione os camarões.

Adicione o caldo de peixe sem gordura. Cozinhe por 15 minutos.

Tempere com sal e pimenta-do-reino.

Caranguejo

O caranguejo possui uma bela carne branca, é um alimento festivo e de grande delicadeza, apesar de dois grandes inconvenientes: o preço e o alto teor de colesterol – que deixa de existir quando se evita o coral.

Características nutricionais gerais
No plano nutricional, é difícil encontrar uma carne mais magra que o caranguejo (2g de lipídios a cada 100g), mais proteico (20g a cada 100g) e tão pobre em calorias (100 calorias a cada 100g).

Papel na dieta Dukan
Na minha dieta, é uma verdadeira adição, pois é um fruto do mar original e rico em proteínas de excelente valor biológico, além de ser pobre em gorduras. Também é muito saboroso, fino e tão gratificante quanto a lagosta.

Modos de preparo na dieta Dukan
O preparo do caranguejo é muito simples. Esse fruto do mar combina em particular com a maionese Dukan, pois juntos constituem uma refeição de grande prazer. Em caso de estagnação do peso ou de cansaço, o caranguejo deve ser utilizado para associar prazer e eficácia à sua dieta.

Almôndegas de caranguejo

Tempo de preparo: 2 min.   Tempo de cozimento: 5 a 10 min.
Para 4 pessoas

- 500g de caranguejo desfiado
- 1 gema batida
- 3 colheres de sopa de amido de milho
- Suco de ½ limão siciliano
- 2 colheres de sopa de cominho em pó
- 2 colheres de sopa de coentro picado
- 1 colher de café de cúrcuma
- 2 colheres de sopa de gengibre em pó

Preaqueça o forno a uma temperatura de 180º C.

Misture todos os ingredientes, menos a gema.

Reserve a mistura e deixe descansar por 1 hora. Enrole em forma de almôndegas.

Pincele as almôndegas com a gema batida e leve ao forno por 5 minutos a 180º C.

Lagosta

A lagosta é um alimento de luxo e festivo, que tem um lugar na minha dieta para abrir os horizontes, em caso de cansaço, estagnação do peso ou de uma necessidade de gratificação.

Características nutricionais gerais
No plano nutricional, a lagosta é magra (1,5g de lipídios a cada 100g), rica em proteínas (18g a cada 100g) e pouquíssimo calórica (90 calorias a cada 100g), mas, infelizmente, perde seu valor na dieta tendo em vista o preço, que é muito alto.

Papel na dieta Dukan
Na minha dieta, a lagosta seria o alimento ideal, pois tem todas as qualidades requisitadas. Magra, repleta de proteínas de excelente qualidade, pouco calórica, deliciosa e de textura densa, com grande poder de saciedade. No entanto, inclui-la na lista de alimentos à vontade seria uma ofensa para quem não pode pagar. Ocasionalmente, a lagosta pode ser comprada viva ou previamente preparada. Também pode ser posta em congelamento rápido, com o animal ainda vivo. Costuma-se precisar de uma lagosta de cerca de 800g para servir duas pessoas. É vendida congelada, mas, com o congelamento, perde um pouco de seu sabor.

Modos de preparo na dieta Dukan
O preparo clássico da lagosta é feito ao escabeche, por não mais que 10 minutos, para evitar que fique com uma consistência borrachuda. Ela também pode ser consumida fria, com maionese (mas sem óleo na minha dieta, ver receita da Maionese Dukan). Também pode ser preparada grelhada, com molho à base de cebolinha, cebola pérola, orégano, alho, salsa, pimenta e suco de limão.

Camarões e cauda de lagosta na panela wok

Tempo de preparo: 15 min. Tempo de cozimento: 10 min.
Para 2 pessoas

- 20 camarões rosas
- 1 maço pequeno de erva-doce
- 1 pimentão vermelho
- 20 caudas de lagosta
- 1 iogurte 0% gordura
- 1 pitada de pimenta-de-caiena
- Sal, pimenta-do-reino

Unte a wok com um pouco de azeite, retirando o excesso com papel-toalha. Frite os camarões.

Corte a erva-doce e o pimentão e adicione aos camarões. Refogue durante alguns minutos.

Acrescente as caudas de lagosta e cozinhe por algum tempo.

Adicione o iogurte 0% gordura e a pimenta-de-caiena e tempere levemente com sal e pimenta-do-reino.

Sirva em ramequins.

Lagostim

O lagostim é um alimento divertido, colorido e um pouco luxuoso, com suas antípodas, que são a imagem tradicional da dieta. É, no entanto, um alimento caro que deve ser reservado aos momentos de cansaço na dieta.

Características nutricionais gerais
No plano nutricional, o lagostim tem apenas vantagens. Além de seu sabor e de seu poder de saciedade, é um crustáceo magro (1g de lipídios a cada 100g), rico em boas proteínas (17g a cada 100g) e traz apenas 91 calorias a cada 100g.

Papel na dieta Dukan
Na minha dieta, se você gosta de lagostins e tem condições de comprá-los, não hesite: é um alimento ao mesmo tempo delicioso e fino, com poucas calorias e magro. E, principalmente, entra na minha categoria de "*slow-food*". O processo de tirar sua casca é lento, o que nos obriga a gastar um certo tempo para a degustação. E, finalmente, é um alimento com poder de saciedade e boa consistência, longo na digestão.

Modos de preparo na dieta Dukan
O preparo do lagostim é extremamente clássico: deve ser cozido ao escabeche, com um pouco de vinho branco, cenouras, cebolas e um maço de tomilho, louro e salsa. Cuidado, pois quando muito cozido, o lagostim perde o sabor: 3 minutos para os pequenos e 7 minutos para os grandes bastam. E, falando nisso, o preço dos lagostins grandes é muito mais alto que o dos pequenos, mas, em nível de gosto, os pequenos são melhores. Os lagostins também podem ser descascados e adicionados a uma salada de alface, para torná-la mais colorida.

Gratinado de lagostins

Tempo de preparo: 15 min. Tempo de cozimento: 20 min.
Para 2 pessoas

- 12 lagostins
- 2 cebolas pérolas
- 4 tomates
- 1 maço de tomilho, louro e salsa
- 100ml de vinho branco
- Aroma de conhaque
- 2 colheres de sopa de creme de leite light
- Sal, pimenta-do-reino

Cozinhe os lagostins ao escabeche durante 5 minutos.

Retire as cascas e divida-os em 2 pratos de gratinado individuais.

Refogue as cebolas pérolas picadas bem pequenas em um pouco de água. Adicione os tomates descascados, sem sementes e cortados, o maço de tomilho, louro e salsa, sal e pimenta-do-reino.

Acrescente o vinho branco e 100ml de água com 20 gotas de aroma de conhaque. Cozinhe durante 10 minutos.

Adicione o creme de leite light e despeje o molho sobre os lagostins. Leve ao forno a uma temperatura de 150º C durante 10 minutos.

Sirva em pratos pequenos.

Lula

Alimento saudável, extremamente magro, cheio de proteínas, pouco calórico, naturalmente adaptado ao percurso de quem está fazendo dieta.

Características nutricionais gerais
No plano nutricional, a lula é um alimento que parece ter sido criado para a minha dieta: 87 calorias, 16g de proteínas e 1,4g de lipídios a cada 100g. No entanto, a lula frita deixa de ser interessante, tanto do ponto de vista nutricional quanto do gastronômico.

Papel na dieta Dukan
Na minha dieta, a lula possui a vantagem de ser um bloco de proteínas entre as mais consistentes e firmes, o que exige uma forte mastigação. Além disso, é um alimento de digestão bastante demorada, o que prolonga a saciedade de maneira ainda mais durável. E, finalmente, a lula é um alimento saboroso e fino, quando se sabe cozinhá-lo. Como se não bastasse, a lula também pode ser facilmente congelada e que nos faz sair um pouco da rotina, trazendo um ar de fantasia marítima.

Modos de preparo na dieta Dukan
O preparo da lula se presta a uma infinidade de receitas, mas a que, sem dúvidas, otimiza todas as suas qualidades é o cozimento na chapa, com 3 gotas de óleo + papel toalha para retirar o excesso, sobre uma camada de cebolas, tomates e fatias de peixe. Existem dois tipos de lula: a grande, mais "rica" de corpo do que de tentáculos, e a pequena, que é uma espécie de lula anã e também fica excelente quando cozida na chapa.

Lulas à moda provençal

Tempo de preparo: 20 min. Tempo de cozimento: 60 min.
Para 4 pessoas

- 1 lula
- Caldo de peixe 0% gordura
- 2 cebolas

Para o molho de tomate:
- 1 lata de tomates *concassées* (triturados)
- 1 dente de alho
- 1 cebola
- 1 cebola pérola
- Um pouco de salsa
- Tomilho
- Louro
- Sal, pimenta-do-reino

Prepare um molho de tomate com os tomates triturados, o alho, a cebola, a cebola pérola, salsa, sal, pimenta-do-reino, tomilho e louro.

Corte a lula em fatias médias e cozinhe em uma frigideira antiaderente, refogada com cebola picada e o caldo de peixe 0% gordura.

Coloque a lula e o molho de tomate em uma panela de pressão e cozinhe em fogo baixo durante 1 hora.

Mexilhão

O mexilhão é um alimento interessante sob todos os aspectos, tanto nutricional quanto gastronômico, e tem um preço bastante acessível para uma proteína do mar. O único defeito é ser um filtro perpétuo, pois recolhe e fixa tudo que o cerca no mar. Sendo assim, precisa de um grande rigor na compra e na conservação.

Características nutricionais gerais
No plano nutricional, o mexilhão é simplesmente perfeito. Veja só: 66 calorias, 12g de proteínas e 2g de lipídios a cada 100g. Tão atrativo quanto seu preço.

Papel na dieta Dukan
Na minha dieta, o mexilhão é um alimento ideal, repleto de proteínas e mais ainda de ferro, que é mais concentrado nesse fruto do mar do que na carne (o que é importante, pois uma em cada duas mulheres tem carência de ferro). O mexilhão é magro e pouco calórico. Além disso, entra em minha categoria de "*slow-food*", pois retirá-los de suas conchas desacelera o consumo, freio interessante para os vorazes que engolem tudo sem dar tempo ao cérebro de produzir saciedade. Tente consumir mexilhões o tanto quanto for possível, sempre variando os preparos.

Modos de preparo na dieta Dukan
Tradicionalmente, os mexilhões são cozidos à marinheira, com vinho branco — cujo álcool evapora quando ferve —, bastante cebola, e alho, que derrete na boca depois do cozimento, quando perde seu aroma. Sem a concha, em uma salada, são ótimos durante a semana para le-

var para o trabalho e consumir na hora do almoço. Você também pode cozinhar os mexilhões à moda normanda, com creme de leite light. E, finalmente, você também pode fazer mexilhões salteados, sem a concha, em uma frigideira, adicionando ovos batidos para fazer um omelete. Experimente!

Mexilhões à moda normanda com creme

Tempo de preparo: 5 min.   Tempo de cozimento: 10 a 20 min.
Para 2 pessoas

- 1kg de mexilhões limpos
- 2 cebolas pérolas
- 4 alhos-porós cozidos
- 2 colheres de sopa de vinagre de maçã
- 1 cenoura cozida
- 2 colheres de sopa de creme de leite light

Coloque os mexilhões em uma panela de pressão.

Recubra metade dos mexilhões com água e vinagre de maçã. Adicione o alho-poró cortado em pedaços, a cenoura em rodelas finas, assim como as cebolas pérolas picadas.

Mexa de vez em quando, até os mexilhões se abrirem.

Acrescente o creme de leite light e misture bem.

Ostra

Alimento precioso para a dieta, pois é luxuoso, festivo e traz variedade.

Características nutricionais gerais
No plano nutricional, a ostra é magra, pouco importando a variedade. Ela fornece de 2g a 5g de carboidratos e apenas 65 calorias a cada 100g. Mas é um tesouro de ferro (três vezes mais que a carne vermelha), possui uma infinidade de vitaminas e de oligoelementos raros: cobre, selênio e zinco. No entanto, a ostra, que passa sua vida a filtrar a água do mar, também acaba tomando para si alguns de seus poluentes, especialmente o vírus da hepatite.

Papel na dieta Dukan
Na minha dieta, é um alimento de grande ajuda, pois é magro, tem muitas proteínas, é pouco calórico e festivo. Além disso, as ostras são degustadas, levam tempo para serem comidas e têm um ótimo poder de saciedade. É, enfim, uma família de alimentos com bastante variedade. A relação entre o gosto e a consistência é excepcional. A dúzia de ostras custa um pouco caro, mas tem um gosto amargo e suave, com uma carne nacarada que vale o preço. As ocas têm gosto de avelã e as bretãs são bastante iodadas e mais acessíveis, tendo tantos fãs quanto as demais.

Modos de preparo na dieta Dukan
A ostra é tradicionalmente consumida crua, com um pouco de suco de limão siciliano, mas também pode ser consumida quente. Este é o momento de usar a panqueca de farelo de aveia! Cuidado: nunca coloque a ostra no gelo, pois ela perde seu aroma.

Gratinado de ostras

Tempo de preparo: 15 min. Tempo de cozimento: 30 min.
Para 4 pessoas

- 3 dúzias de ostras
- 1 cebola com 2 cravos
- 1 cenoura
- 100ml de vinho branco
- 100ml de água
- 1 maço de tomilho, louro e salsa
- Molho bechamel Dukan: 100ml de leite desnatado + 2 colheres de café de amido de milho (ver receita na página 255)
- 1 pequena porção de queijo suíço light ralado (opcional)
- Sal, pimenta-do-reino

Prepare o caldo: em uma panela, adicione as ostras, a cebola, a cenoura em rodelas, o maço de tomilho, louro e salsa, a água e o vinho branco e cozinhe por 20 minutos.

Enquanto isso, prepare o molho bechamel. Em uma panela, adicione o amido de milho, incorporando-o lentamente ao leite.

Cozinhe durante alguns minutos em fogo brando, mexendo sempre para engrossar o molho. Tempere com sal e pimenta-do-reino.

Abra as ostras e coloque-as em um prato que possa ser levado ao forno. Despeje o molho quente sobre cada uma das ostras e salpique com o queijo ralado.

Gratine no forno durante 2 minutos. Sirva imediatamente.

Polvo

O polvo é cheio de tentáculos, viscoso, sem muito gosto, difícil de cozinhar e pouco utilizado na culinária francesa. O polvo tem, porém, muitas vantagens que podemos utilizar.

Características nutricionais gerais
No plano nutricional, o polvo é bastante magro (0,9g de lipídios a cada 100g), muito pouco calórico (72 calorias a cada 100g) e cheio de proteínas (10,5g a cada 100g). O pequeno segredo do polvo é que ele tem 2g de carboidratos, o que faz com que fiquem caramelizados depois de cozidos.

Papel na dieta Dukan
Na minha dieta, o polvo tem a vantagem de ser extremamente magro, mas com um bom teor de proteínas. Sua consistência firme impõe uma mastigação prolongada e uma grande lentidão de digestão; esses são seus melhores trunfos. Assim, é um alimento que sacia bastante, e de maneira durável: um dos melhores alimentos do mar que funciona como inibidor de apetite.

Modos de preparo na dieta Dukan
O preparo do polvo se confronta com seu principal defeito: a quantidade de tecido conjuntivo que se retrai quando cozido e que transforma seus tentáculos em correntes de borracha, que os dentes não conseguem mastigar. Para deixar o polvo um pouco mais macio, você pode bater com um rolo de massa para quebrar suas fibras, em seguida congelar, para reforçar o "ataque" às fibras, e, finalmente, cozinhar por tempo suficiente para destruir toda sua resistência. O preparo tradicional é o cozimento na panela, por

pelo menos 45 minutos. Depois, cortam-se a cabeça e os tentáculos em pedaços, que serão servidos em uma salada. Também existem os preparos espanhóis, todos repletos de óleo. Os portugueses usam o polvo, depois de completamente amaciados, cortado em fatias bem finas, como se fossem chips, que eles separam e cozinham na chapa. Para evitar o polvo banhado no azeite de oliva, tente fazê-lo em uma camada de cebolas, com apenas 3 gotas de azeite + papel-toalha para retirar o excesso.

Polvo ao vinagrete

Tempo de preparo: 15 min. Tempo de cozimento: 5 min.
Para 4 pessoas

- 1 polvo
- 1 maço de louro, tomilho e alecrim
- 1 cebola
- 1 dente de alho
- 1 ramo de salsa
- Vinagrete Dukan (ver receita na página 254)

Cozinhe o polvo ao escabeche com o maço de louro, tomilho e alecrim de 5 a 10 minutos em fogo brando. O polvo deve ficar branco e inchar.

Escorra o caldo e deixe esfriar. Em seguida, corte o polvo em pequenos pedaços. Adicione a salsa, a cebola e o alho cortado bem fino.

Prepare o vinagrete Dukan e despeje sobre o polvo, deixando marinar durante pelo menos 4 horas na geladeira.

Vieira

Alimento de luxo e de sabor excepcional, a vieira é, ao mesmo tempo, magra e rica em proteínas e iodo.

Características nutricionais gerais

No plano nutricional, a vieira é um bloco de proteínas de excelente valor biológico e contém um pouco menos de 0,8g de lipídios a cada 100g (ou seja, é um fruto do mar bastante magro). Além disso, possui 2,4g de carboidratos, o que lhe confere um toque caramelizado quando cozida. A vieira também é muito rica em vitamina B12, uma vitamina rara e concentrada em sua carne animal.

Papel na dieta Dukan

Na minha dieta, é um alimento apreciado pela maioria das pessoas, mas o preço confina a vieira à categoria de alimentos excepcionais. Se você não tem problemas para comer comida congelada e estiver com tempo para preparar com cuidado, o preço da vieira poderá ser reduzido pela metade e, assim, você será capaz consumi-la de uma a duas vezes por semana, o que trará alegria, variedade e prazer à sua dieta. A consistência da vieira e o toque caramelizado de seus carboidratos fazem com que seja um alimento gratificante. Uma dica: descongele as vieiras embebidas no leite durante um dia inteiro e elas ficarão mais macias e frescas.

Modos de preparo na dieta Dukan

O preparo clássico da vieira é na frigideira, depois do ritual "3 gotas de óleo + retirar o excesso com papel toalha". Tome cuidado, pois é um cozimento que em 1 minuto pode retirar a magia da consistência da vieira. Pense sempre que é melhor menos do que mais, pois esse fruto do mar também pode ser consumido cru, como um tartare. Fique atento: caso compre vieiras congeladas, verifique se não são vieiras de criadouros, pois essas são menos saborosas. A espécie mais nobre é a normanda, cujo rendimento é de 1kg de vieiras para 6,5kg de vieiras com conchas.

Potinhos de vieira

Tempo de preparo: 20 min. Tempo de cozimento no fogão: 30 min.
Tempo de cozimento no forno: 20 min.   Para 6 pessoas

- 400g de vieiras pequenas (descongeladas)
- 250g de camarões pequenos (descongelados)
- 250g de mexilhão (descongelado)
- 100ml de creme de leite light
- 100ml de vinho branco seco
- 2 cebolas médias
- 2 cebolas pérolas médias

Corte as cebolas e as cebolas pérolas em pedaços pequenos e refogue-as em uma frigideira antiaderente com 6 colheres de sopa de água.

Mexa de vez em quando. Adicione o vinho branco. Em seguida, adicione o creme de leite light e cozinhe por 5 minutos em fogo brando. Acrescente as vieiras, os camarões e os mexilhões.

Misture bem e cozinhe por mais 20 minutos. Preaqueça o forno a uma temperatura de 180° C, sem a grelha.

Divida o preparo em 6 potinhos e coloque-os sobre a grelha.

Leve a grelha ao forno por 20 minutos.

Vegetais

Abóbora

Vegetal excepcional por seu tamanho, sua consistência, sua maciez, por seu valor biológico... e por sua sopa mágica.

Papel na dieta Dukan
No plano nutricional, a abóbora é pouco calórica (26 calorias a cada 100g) e contém 5g de carboidratos a cada 100g, mas é muito rica em vitamina A (uma porção de 200g basta para cobrir as necessidades diárias de um homem).

Papel na dieta Dukan
Na minha dieta, a abóbora é importante, pois é muito rica em pectina, a mesma da maçã, e a ela se devem boa parte de suas propriedades medicinais. Mas, para nós, o que interessa é sua virtude de captação e eliminação de calorias intestinais nas fezes. Comer abóbora leva a um bom gasto calórico: esse legume é um verdadeiro amigo de quem faz dieta. Além disso, a abóbora tem uma cor que encanta e uma maciez muito apreciada por quem é privado de alimentos doces para beliscar. Uma fatia de abóbora bem firme, cozida no vapor e coberta de baunilha ou de canela pode desviar as tentações.

Modos de preparo na dieta Dukan
Da maneira mais clássica, a abóbora serve para preparar sopas ou purês, o que as crianças adoram, por causa do Dia das Bruxas... e por causa do gosto. Essas crianças continuam gostando do legume quando se tornam adultas. Em uma noite fria, prepare uma sopa e adicione uma colher de creme de leite light. Você vai se sentir mais calmo, mais quentinho e confortável. Eu mesmo tenho uma

queda pela abóbora cortada em pedaços e cozida no vapor, mas al dente, para que não se desfaça facilmente na boca. A esses pedaços, adiciono um pouco de molho shoyu. Experimente!

Creme gelado de abóbora e gengibre

Tempo de preparo: 35 min., mais 1h para esfriar
Para 2 pessoas

- 2 xícaras de abóbora-pescoço em cubos
- 1 colher de sopa de gengibre fatiado
- 2 colheres de sopa de queijo cottage 0% gordura
- Sal

Cozinhe a abóbora junto com o gengibre em uma panela com água.

Quando a abóbora estiver macia, retire com uma escumadeira e bata no liquidificador com aproximadamente 2 xícaras de água do cozimento, sem o gengibre.

Tempere com sal e leve para gelar.

Quando estiver gelado, sirva salpicado com o queijo cottage 0% gordura esmigalhado.

Abobrinha

A abobrinha é uma abóbora consumida antes de amadurecer, o que explica seu tamanho pequeno, sua consistência mais mole e seu alto teor de pectina.

Características nutricionais gerais
No plano nutricional, a abobrinha tem apenas 17 calorias a cada 100g. Junto com o pepino, o tomate, a endívia e a berinjela, é um dos cinco legumes menos calóricos que existem. Muito pobre em sódio e muito rica em potássio, é ligeiramente diurética e ajuda muito na luta contra a retenção de líquidos que ocorre nas mulheres.

Papel na dieta Dukan
Na minha dieta, é um vegetal de grande importância e necessidade. Muito pouco calórico e com pouco açúcar, é um alimento leve, graças à sua digestão, extremamente fácil. Mas sua principal característica é a riqueza em pectina, uma substância medicinal capaz de reduzir o colesterol e a rapidez da absorção do açúcar. E, principalmente, a pectina, velha conhecida dos fãs de maçãs, tem um grande poder de saciedade, pois absorve trinta vezes seu volume de água no estômago. Ainda melhor que isso, no intestino delgado, lugar de passagem das calorias e dos nutrientes para o sangue, a pectina se gelifica e, graças à sua viscosidade, "se cola" a tudo que está à sua volta, levando consigo boa parte das calorias. Isso ajuda a tornar sua refeição mais leve.

Modos de preparo na dieta Dukan

A abobrinha pode ser cozida na água fervente ou no vapor. Pode ser degustada com vinagrete ou molho à base de iogurte. Esse legume faz parte da receita de ratatouille, com seus três mosqueteiros: tomate, berinjela e pimentão. Também pode-se fazer sopa de abobrinha, pois, graças a sua consistência macia e seu aspecto cremoso, ela substitui bem a batata, e, para refinar o sabor, basta adicionar um pouco de creme de leite light. Também pode ser preparada na frigideira com cebolas, para acompanhar carne moída, mas é preciso untar a frigideira com 3 gotas de óleo e retirar o excesso com papel-toalha. Não faz muito tempo, a moda de cozinhar os alimentos na chapa revelou uma nova apresentação para a abobrinha: grelhada, *al dente* e crocante.

Creme de abobrinha

Tempo de preparo: 15 min. Tempo de cozimento: 40 min.
Para 6 pessoas

- 1kg de abobrinha
- 1 cebola
- 1 litro de caldo de galinha sem gordura
- 200ml de creme de leite light (tolerado)
- 60g de queijo cottage 0% gordura
- 1 pitada de noz-moscada
- Sal, pimenta-do-reino

Descasque as abobrinhas e corte-as em pedaços. Faça o mesmo com a cebola.

Em uma frigideira antiaderente, esquente 6 colheres de sopa de água e refogue a cebola em fogo médio, mexendo sem parar durante 2 minutos. Adicione as abobrinhas.

Acrescente o caldo de galinha e deixe ferver. Cubra a frigideira e cozinhe em fogo baixo até que as abobrinhas fiquem macias (cerca de 30 minutos).

Verifique o cozimento da abobrinha com a ponta de uma faca. Desligue o fogo e bata os legumes no liquidificador, até obter um purê.

Em um recipiente grande, misture o creme de leite light e o queijo cottage 0% gordura. Em seguida, acrescente o purê de abobrinha. Misture bem. Tempere com sal, pimenta-do-reino e adicione a noz-moscada.

Esquente novamente, caso seja necessário.

Agrião

O agrião é um vegetal crucífero que tem característica de uma planta pequena. Além das suas folhas, é possível consumir o caule da planta, classificada como um dos vegetais mais nutritivos.

Características nutricionais gerais
É uma hortaliça que possui baixa caloria (17kcal a cada 100g), é rica em antioxidantes e ainda é uma boa fonte de betacaroteno. Além de vitaminas, possui boas quantidades de ferro, potássio e magnésio.

Papel na dieta Dukan
O agrião, assim como os outros vegetais, deve ser consumido apenas a partir da segunda fase da dieta Dukan.

Modos de preparo na dieta Dukan
O agrião é normalmente consumido em saladas. Por ser uma hortaliça de sabor forte, o ideal é que seja consumido juntamente com outras folhas, como o alface.

Salada oriental de mamão papaia

Tempo de preparo: 30 min.
Para 4 pessoas

- 1 mamão papaia firme
- 200g de vagem
- 1 maço de agrião
- ½ xícara de tomates-cereja
- 1 dedo de gengibre ralado
- ½ maço de coentro
- ½ xícara de molho shoyu light

Descasque o mamão e corte ao meio. Retire as sementes e corte em fatias.

Escalde a vagem em água com sal até cozinharem, mas ficarem al dente.

Arrume a salada com o mamão fatiado, os tomates-cereja cortados ao meio, as vagens, o agrião picado e tempere tudo com o gengibre ralado e o molho shoyu.

Deixe marinar no tempero por 30 minutos, no mínimo.

Salpique com coentro e sirva.

Aipo

O aipo é um bom vegetal para emagrecer, pois é crocante e macio, principalmente mais na parte do meio. Além disso, é pouquíssimo calórico, tem um sabor e um perfume poderosos e acompanha bem uma infinidade de pratos. Também existe o aipo-rábano, com o qual podemos preparar excelentes purês.

Características nutricionais gerais
Muito pouco calórico (15 calorias a cada 100g), o aipo é rico em potássio, em vitamina C e em ácido fólico.

Papel na dieta Dukan
Quando cru, o aipo pode ser um bom aperitivo com frutos do mar, camarões e lagostins. Cozido, ele aromatiza tudo: sopas, molhos de peixe e cozidos.

Modos de preparo da dieta Dukan
O aipo dá sabor à substância vegetal e proteica que é o tofu. Em fatias finas, modifica a textura da omelete e também a aromatiza. Na brasa, gratinado com uma leve camada de parmesão, misturado com farelo de aveia ou com molho bechamel Dukan, o aipo se torna um ótimo acompanhamento. É importante não jogar fora suas folhas, mas lavá-las e picá-las bem, pois adicionam sabor a todos os alimentos cozidos com que entram em contato. O aipo-rábano fica excelente em forma de purê, acompanhando carnes e aves, e substitui perfeitamente o purê de batata. Também pode ser cozido em pedaços em uma panela, com cenoura, corações de alcachofra e suco de limão. Delicioso!

Salpicão de frango

Tempo de preparo: 30 min.
Para 4 pessoas

- 1 peito de frango sem pele e sem osso
- 1 pacote de caldo de galinha 0% gordura
- 1 cenoura
- 4 talos de aipo
- 1 colher de chá de suco de limão
- 1 pote de requeijão 0% gordura
- Folhas de salsinha
- Sal, pimenta-do-reino

Dissolva o caldo de galinha em 500ml de água e leve para ferver.

Adicione o peito de frango cortado ao meio e reduza o fogo. Cozinhe sem ferver por 15 minutos.

Espere o frango esfriar um pouco e desfie.

Rale a cenoura no ralo grosso.

Fatie finamente o aipo.

Junte em uma tigela o frango desfiado, o aipo e a cenoura. Tempere com limão, sal e pimenta-do-reino.

Adicione o requeijão 0% gordura aos poucos e mexa até obter a consistência desejada.

Decore com folhas de salsinha.

Alcachofra

A alcachofra é uma verdura da qual consumimos apenas a parte mais carnuda de sua flor. É um dos melhores alimentos para emagrecer, pois é moderado em calorias e, como é difícil de ser desfolhado para ser degustado, entra na minha categoria de "slow-food". Poderia ser uma das melhores ferramentas para emagrecer, caso não contivesse 40 calorias a cada 100g... Mas esse pequeno inconveniente se desfaz diante do grande poder de saciedade oferecido pela verdura e diante de sua consistência, densa e macia.

Características nutricionais gerais
Moderadamente calórica, uma alcachofra de 200g possui 80 calorias. É rica em potássio e fósforo, o que faz da alcachofra um alimento de drenagem ligeiramente diurética. Essa verdura também é colerética, e "limpa" o fígado de maneira poderosa. Por esse motivo, facilita muito o emagrecimento, principalmente para as mulheres com retenção de líquidos e para os obesos mórbidos, com o fígado lento. Bem servida também em ferro, magnésio e vitaminas tonificantes e antifadiga (C, B1, B12).

Papel na dieta Dukan
A alcachofra é interessante quando consumida folha por folha, pois assim come-se mais devagar e se tem maior sensação de saciedade. Também é uma das verduras frescas mais ricas em proteínas, o que aumenta sua densidade nutricional e seu poder de saciedade.

Modos de preparo na dieta Dukan
A alcachofra pode ser consumida quente ou fria, depois de ser cozida na água ou no vapor (não deve ser conservada, pois acaba se oxidando). Tempere suas folhas com o molho balsâmico Dr. Dukan. Consumidas as folhas, ainda

resta o feno a ser eliminado para, finalmente, se chegar ao coração da alcachofra, macio, de uma consistência excepcional e um sabor suave, ligado à presença da inulina, um carboidrato extremamente lento. A alcachofra também pode ser consumida crua, cortando-se o seu coração em fatias finas, que você deve macerar no suco de limão com sal. Também é possível encontrar corações de alcachofra congelados, práticos para acompanhar pratos ou para rechear carnes brancas. Ou, ainda, em uma salada de legumes e verduras recoberta com uma bela posta de salmão. Cuidado: cozinhe bem, para evitar flatulências.

Alcachofras com recheio de camarão

Tempo de preparo: 10 min. Tempo de cozimento: 5 min.
Para 2 pessoas

- Suco de 2 limões sicilianos grandes
- 2 punhados de camarões pequenos e sem casca
- 4 folhas de alcachofra
- 2 colheres de sopa generosas de iogurte desnatado
- 2 colheres de café de mostarda
- 2 colheres de sopa de vinagre balsâmico
- Ervas finas
- Sal, pimenta-do-reino

Marine os camarões no suco de limão siciliano, temperado com sal e pimenta-do-reino.

Prepare as folhas de alcachofra. Moa 2 delas com os camarões e adicione um molho preparado com o iogurte desnatado, a mostarda, o vinagre balsâmico e as ervas finas.

Preencha as 2 folhas de alcachofras restantes com o preparo anterior e sirva frio.

Alface

É a verdura da salada por excelência e uma excelente aliada da dieta. É o vegetal preferido dos franceses, junto com o tomate. Pode ser consumido da maneira mais clássica, com molho vinagrete.

Características nutricionais gerais
Extremamente pobre em calorias — entre 8 e 11 a cada 100g, de acordo com as variantes —, a alface pode se tornar uma armadilha quando se usa azeite para temperar; escolha sempre o vinagrete Dukan. A alface é uma excelente fonte de vitaminas, minerais e oligoelementos.

Papel na dieta Dukan
Na minha dieta, a alface traz a vantagem de dar um toque leitoso e ligeiramente suave aos pratos, o que é sempre bem-vindo em uma alimentação na qual as proteínas estão muito presentes. A alface lisa é a mais utilizada na Europa. Dentre todas as alfaces, é a mais macia e a mais branca no meio. A crespa é a mais crocante, mas pode ser perigosa, pois absorve bem os molhos. Certas variedades têm um leve sabor de avelã. A romana é a mais firme e a que se quebra com mais facilidade.

Modos de preparo na dieta Dukan
A alface pode ser consumida na brasa ou em sopas, mas não aconselho que você a prepare assim, pois ela perde sua consistência crocante, sua bela cor verde e uma parte de suas vitaminas — especialmente o ácido fólico, tão importante para as mulheres.

Rolinhos primavera de alface

Tempo de preparo: 10 min. Tempo de cozimento: 20 min.
Para 4 pessoas

- 4 folhas de alface grandes
- 200g de camarões sem casca
- 100g de broto de soja
- 1 pepino pequeno
- 1 iogurte natural 0% gordura
- 1 colher de sopa de suco de limão siciliano
- 1 colher de café de cebolinha picada
- 1 colher de sopa de hortelã fresca picada
- 100g de requeijão cremoso 0% gordura
- Sal, pimenta-do-reino

Em um recipiente, misture o iogurte, o suco de limão siciliano, a cebolinha e a hortelã picadas. Tempere com sal e pimenta-do-reino e reserve na geladeira.

Retire 4 fatias da casca do pepino com uma faca de ponta fina e corte-as pela metade.

Raspe o pepino e coloque em um escorredor com um pouco de sal, para absorver a água.

Quando o pepino estiver mais seco, misture com os brotos de soja, os camarões e o requeijão cremoso. Tempere com sal e pimenta-do-reino.

Divida a mistura entre as 4 folhas de alface e enrole.

Iguale as bordas cortando-as com uma tesoura e feche com fatias da casca do pepino. Sirva em um prato com o molho de iogurte.

Alho-poró

O alho-poró é um vegetal do qual poucas crianças gostam, mas quando adultos, começamos a apreciar, aos poucos. A parte do alho-poró que mais faz sucesso costuma ser a branca.

Características nutricionais gerais
No plano nutricional, no quesito "calorias", o alho-poró se situa na média: 21 calorias a cada 100g. A grande vantagem deste vegetal é o fato de ser diurético, o que o torna interessante para as mulheres com problemas de retenção de líquidos.

Papel na dieta Dukan
Para emagrecer, o alho-poró é muito superior ao aspargo, pois é mais denso, tem maior poder de saciedade e é mais saboroso.

Modos de preparo na dieta Dukan
Aconselho com afinco o consumo do alho-poró como um acompanhamento, cozido na wok ou na frigideira, depois de cozido no vapor. Quando refogado por bastante tempo, o alho-poró fica com um gosto caramelizado, bastante apreciado. Também pode ser batido no liquidificador depois de cozido e misturado com ovos, farelo de aveia e requeijão cremoso 0% gordura, para se preparar um gratinado, com um pouquinho de parmesão.

Quiche de presunto e alho-poró

Tempo de preparo: 10 min. Tempo de cozimento: 20 min.
Para 2 pessoas

- Para o preparo das 2 panquecas Dukan:
- 2 colheres de sopa de farelo de trigo
- 4 colheres de sopa de farelo de aveia
- 4 colheres de sopa de requeijão cremoso 0% gordura
- 2 claras
- 3 alhos-porós
- 5 ovos inteiros
- 10 colheres de sopa de requeijão cremoso 0% gordura
- 3 fatias de presunto magro, ou de peito de peru, cortados em tirinhas

Preaqueça o forno a uma temperatura de 180° C.

Misture os ingredientes da panqueca, para fazer uma panqueca dupla, e despeje o preparo em uma forma para torta forrada com papel-manteiga. Leve ao forno.

Asse durante cerca de 12 minutos e retire do forno. Corte o alho-poró em pedaços finos.

Refogue o alho-poró em uma panela, com um pouco de água. Tempere com sal e pimenta-do-reino a gosto.

Bata os ovos inteiros com o requeijão cremoso. Acrescente o presunto cortado em tirinhas. Tempere com sal e pimenta-do-reino a gosto.

Em seguida, adicione o alho-poró sobre a panqueca e despeje a mistura ovos-presunto-requeijão cremoso sobre o alho-poró. Leve ao forno e asse por cerca de 20 minutos.

Aspargo

Legume medianamente interessante para emagrecer, pois não sacia muito, o aspargo é associado às refeições luxuosas e refinadas. É caro e não agrada a todos. Consumido apenas cozido ou em conserva.

Características nutricionais gerais
Pouco calórico, o aspargo contém 24 calorias a cada 100g. Diurético, o aspargo é rapidamente eliminado, mas tem um cheiro forte e ruim, que pode desagradar os mais refinados ou até mesmo irritar as vias urinárias mais sensíveis.

Papel na dieta Dukan
Os aspargos verdes são os mais interessantes, pois são relativamente raros e seduzem por terem um ar festivo. Os aspargos brancos são mais preciosos, de consistência mais densa, menos fibrosa; no entanto, são mais caros, principalmente em conserva. Apesar disso, vêm em grande quantidade e são muito úteis para variar a dieta.

Modos de preparo na dieta Dukan
Quando servidos mornos, pedem um molho holandês que é extremamente calórico e deve ser substituído pela maionese Dukan. Frios, não precisam de mais que um molho vinagrete com coentro, que ajuda a refinar o sabor, ou um molho de mostarda bem espesso, feito com a mostarda mais fraca possível. As cabeças (ou pontas) do aspargo podem ser usadas em omeletes ou em ovos mexidos. O aspargo também pode ser usado em saladas.

Terrine de aspargos

Tempo de preparo: 3 min.   Tempo de cozimento: 40 min.
Para 4 pessoas

- 500g de aspargos brancos
- 150g de requeijão cremoso 0% gordura
- 100g de creme de leite light
- 8 ovos
- 1 colher de café de pimenta-rosa
- Sal, pimenta-do-reino

Descasque, lave e cozinhe os aspargos em água fervente e com sal.

Amasse os aspargos e bata-os em uma centrífuga. Reserve em um recipiente.

Adicione o requeijão cremoso, os ovos, o creme de leite, o sal, a pimenta-do-reino e os aspargos batidos. Misture bem com um batedor de claras.

Unte uma forma para terrine com azeite e retire o excesso com papel-toalha.

Despeje o preparo na forma e leve ao forno por 40 minutos em banho-maria, a uma temperatura de 180º C. Quando retirar do forno, salpique com 1 colher de café de pimenta-rosa.

Berinjela

A berinjela é um legume-fruta da zona mediterrânea e está disponível durante todo o ano. É um dos legumes menos calóricos que há, no mesmo nível da alface e da vagem. Precisa ser cozida para o consumo e pode ser preparada de diversas formas; normalmente todas levam muito azeite. Este é um perigo maior: devido à sua textura, a berinjela pode absorver muita gordura e camuflar o azeite do cozimento. Por isso, evite consumi-la fora de casa.

Características nutricionais gerais
Pouco calórica (22 calorias a cada 100g).

Papel na dieta Dukan
Seu papel mais importante está relacionado à riqueza em pectina. Junto com a abobrinha e a abóbora, é um dos três legumes que mais a contém. A pectina pode absorver até trinta vezes seu próprio peso em água, o que a transforma em um excelente inibidor de apetite por ocupação gástrica. E, ainda melhor, a pectina tem o poder de se solidificar como um gel no aparelho digestivo e absorver tudo que a entorna (nutrientes e calorias). Como não é assimilada, ela deixa o organismo nas fezes, levando consigo seu pequeno bônus calórico.

A berinjela também é um alimento que se impregna dos sabores que a cercam (carne, peixe) e dos aromas do cozimento.

Modos de preparo na dieta Dukan
Pode ser preparada em forma de *baba ganoush*, ao forno, grelhada em fatias, na chapa, em forma de ratatouille ou berinjela recheada...

Berinjelas recheadas

Tempo de preparo: 15 min. Tempo de cozimento: 30 min.
Para 6 pessoas

- 4 berinjelas
- 250g de carne moída
- 250g de presunto magro
- 2 dentes de alho
- 150g de cogumelos
- 1 cebola
- 2 colheres de sopa de extrato de tomate
- Fermento biológico
- Sal, pimenta-do-reino

Tire os miolos das berinjelas.

Prepare o recheio com a carne moída e o presunto magro, adicionando o alho amassado, os cogumelos e a cebola cortada em pedaços bem pequenos.

Dê liga na mistura com o extrato de tomate.

Tempere com sal e pimenta-do-reino e divida o recheio entre as berinjelas.

Salpique com o fermento biológico e leve ao forno durante 30 minutos.

Beterraba

A beterraba é um alimento de pouco valor nutricional e do qual nem todo mundo gosta. Então por que colocá-la entre os meus 100 alimentos? Observe seu papel na minha dieta e você vai entender o motivo.

Características nutricionais gerais
No plano nutricional, é um legume um pouco mais calórico do que os demais (40 calorias e 8g de carboidratos a cada 100g). Muito pobre em vitaminas, mas rico em ácido oxálico; sendo assim, deve ser evitado em caso de antecedentes de cálculo renal.

Papel na dieta Dukan
Na minha dieta, a beterraba tem apenas uma vantagem interessante, mas de bastante peso: dentre todos os meus alimentos, é o único que tem um delicioso sabor doce. Isso é suficiente para interessar quem busca um gosto adocicado natural, sem ser sob a forma de adoçante, além de ela não estragar a eficácia da dieta, pois a beterraba contém apenas 8g de carboidratos a cada 100g, e ainda carboidratos lentos. Existem outros legumes de leve sabor adocicado, como a cenoura, a abóbora, o aipo... No entanto, nenhum deles pode competir com o sabor açucarado da beterraba.

Modos de preparo na dieta Dukan
A beterraba pode ser consumida cozida (frequentemente, pode ser comprada já cozida) e, em seguida, utilizada em aperitivos ou saladas coloridas.

Beterraba mimosa

Tempo de preparo: 5 min.
Para 2 pessoas

- 1 beterraba
- 2 ovos
- Sal, pimenta-do-reino

Cozinhe os ovos durante 10 minutos, até ficarem totalmente cozidos.

Descasque a beterraba e, em seguida, em um prato, corte-a em fatias.

Quando os ovos estiverem cozidos, retire as gemas.

Rale-as sobre as fatias de beterraba. Adicione um pouco de molho balsâmico Dr. Dukan.

Tempere com sal e pimenta-do-reino.

Brócolis

Excelente alimento para emagrecer. Tem um sabor original e ótimo poder de saciedade. Mesmo quando cozido, é crocante, e sua consistência é uma mistura firme e crocante de seus caules com a textura granulada de suas cabeças verdes.

Características nutricionais gerais

O brócolis é pouco calórico: 25 calorias a cada 100g. No plano nutricional, inúmeros estudos mostram que é o alimento de referência mundial na prevenção do câncer. Junto com o tomate, é um dos vegetais que mais protege a saúde do ser humano, inclusive na luta contra o sobrepeso. Muito rico em vitamina C e em potássio, assim como em acido fólico, vitamina A, magnésio e ferro. Uma verdadeira farmácia e panaceia vegetal!

Papel na dieta Dukan

O brócolis tem, ao mesmo tempo, um gosto excelente, um bom poder de saciedade e é muito bom para a saúde. Não hesite em consumir essa verdura regularmente.

Modos de preparo na dieta Dukan

Na França, o brócolis é raramente consumido cru, a não ser em bandejas de canapés ou de aperitivos, com couve-flor e tomates-cereja. Experimente o brócolis em saladas, cortado bem pequeno. Quando cozido, é preciso tomar cuidado para conservar sua firmeza e uma leve textura crocante. Inspire-se na culinária chinesa, na vietnamita ou na tailandesa. O brócolis é delicioso para fazer gratinados, com molho bechamel Dukan e levado ao forno com uma "camada pudica de parmesão".

Duo de mousse de brócolis e salmão

Tempo de preparo: 30 min. Tempo de refrigeração: 60 min.
Para 12 copinhos

Para a mousse de salmão
- 150g de salmão defumado
- 8 colheres de sopa de requeijão cremoso 0% gordura
- Suco de ½ limão siciliano
- Sal, pimenta-do-reino

Para a mousse de brócolis
- ½ brócolis cozido
- 50g de ricota
- 1 colher de sopa de requeijão cremoso 0% gordura
- Suco de ½ limão siciliano
- Sal, pimenta-do-reino

Decoração: 1 pitada de curry em pó

Preparo do salmão

Em um liquidificador, bata o salmão com o requeijão cremoso 0% gordura e o suco do ½ limão até obter uma mistura cremosa e homogênea.

Tempere com sal, pimenta-do-reino e divida entre os copinhos.

Reserve na geladeira enquanto prepara a mousse de brócolis.

Preparo do brócolis

Bata no liquidificador o brócolis, o queijo minas frescal 0% gordura, o requeijão cremoso 0% gordura e o suco do ½ limão siciliano. Tempere com sal e pimenta-do-reino.

Adicione a mistura ao preparo do salmão.

Finalize com 1 pitada de curry e reserve novamente na geladeira durante 1 hora.

Tire os copinhos da geladeira 10 minutos antes de servir.

Broto de soja

O broto da soja é um excelente alimento para emagrecer. Cuidado: a soja pode se transformar em feijão quando o grão ainda não estiver germinado — logo, vira uma leguminosa. Mas é considerada um legume depois da germinação, momento em que o broto utiliza as gorduras e carboidratos de reserva do grão.

Características nutricionais gerais
Mais calórica do que a maioria dos legumes (57 calorias a cada 100g), a soja é, de qualquer forma, um legume medicinal, por ser o mais rico em proteínas de excelente qualidade, quase entrando em concorrência com a carne. Também contém fitoestrogênios, que são de grande utilidade para as mulheres na menopausa.

Papel na dieta Dukan
No que diz respeito ao seu papel no emagrecimento, é fundamental escolher o grão fresco e colhido jovem, antes que se torne oleoso e cheio de amido, ou seja, gorduroso e com carboidratos. Nesse estágio, o grão precoce é rico em proteínas, tem bom poder de saciedade e um gosto de avelã, com sua consistência firme. É um excelente adjuvante da dieta Dukan. Mais maduro ou em forma de farinha, entra na minha dieta somente na fase de consolidação.

Modos de preparo na dieta Dukan
O broto de soja pode ser consumido cozido, como no *chop suey* chinês, ou cru, como nas saladas vietnamitas e tailandesas, acompanhados de tiras de frango cozido, camarões ou caranguejo, com um molho que combina vinagre de álcool e molho shoyu. É um produto de base para o rolinho primavera.

Aperitivos de frango e broto de soja à moda chinesa

Tempo de preparo: 40 min. Tempo de cozimento: 25 min.
Para 2 pessoas

- 300g de peito de frango
- Brotos de soja
- Suco de 2 limões sicilianos
- 3 colheres de sopa de molho shoyu
- 1 colher de sopa de mostarda
- Sal, pimenta-do-reino

Em um recipiente médio, adicione o suco de limão siciliano, o molho shoyu e a mostarda. Tempere com sal e pimenta-do-reino. Adicione os pedaços de frango e misture bem.

Cubra com papel-filme e reserve na geladeira durante pelo menos 1 hora, mexendo de vez em quando.

Esquente a grelha de seu forno.

Asse durante cerca de 7 minutos.

Vire os pedaços e deixe cozinhar por mais 7 minutos, regando o frango na metade do tempo com o restante do molho.

Guarde algumas colheres do molho para usar na frigideira e refogue os brotos de feijão durante cerca de 10 minutos.

Cebola

A cebola é um dos alimentos mais preciosos que existem, tanto para emagrecer quanto para a saúde e por suas qualidades culinárias.

Características nutricionais gerais
No plano nutricional, por apenas 31 calorias a cada 100g, 8g de carboidratos, você tem um alimento medicinal, que poderia até mesmo ter seu lugar nas prateleiras das farmácias. É a melhor fonte vegetal de selênio, verdadeiro impulsor de vitamina E. Bem servido em vitamina E e vitamina C, a cebola combina os quatro tenores da proteção cardiovascular, pois também tem o poder de fluidificar o sangue e reduzir sua tendência à coagulação. Sua riqueza em enxofre freia a elevação da glicemia e protege os diabéticos. E, finalmente, a cebola apresenta um bom número de substâncias raras, como o manganês, o cobalto, o flúor e o molibdênio.

Papel na dieta Dukan
Na minha dieta, você não poderá escapar da cebola. Peço aos pacientes que não gostam desse legume para colocarem em prática uma estratégia de "apego". É difícil para um cozinheiro não utilizar alho, cebola, sal e pimenta-do-reino. A cebola é bastante macia e tem um sabor adocicado ou caramelizado, quando suficientemente cozida e quando eliminados os derivados do enxofre que fazem arder os olhos e deixam o hálito forte. A cebola tem leves propriedades diuréticas, mas suficientes para ajudar as mulheres que sofrem com a retenção de líquidos.

Modos de preparo na dieta Dukan

A cebola pode ser consumida crua ou cozida, pode ser mais suave ou mais apimentada, usada em saladas, em pratos, como acompanhamento ou até mesmo nas sobremesas. Experimente o centro da cebola, uma carne com cebolas à moda chinesa, a *tortilla* espanhola, em todos os preparos de molhos cremosos com purê de cebola ou em receitas à moda de Nice. A cebola também pode ser feita em forma de gratinado ou recheada.

Molho de cebola

Tempo de preparo: 5 min.   Tempo de cozimento: 2 min.
Para acompanhar um prato

- 1 cebola grande
- 1 copo pequeno de caldo de legumes
- 1 gema
- 30g de queijo cottage
- 1 colher de sopa de vinagre balsâmico
- 1 colher de sopa de mostarda
- Sal, pimenta-do-reino

Descasque a cebola e corte-a em pedaços bem pequenos.

Em uma panela, refogue a cebola no caldo de legumes durante 2 minutos.

Em um recipiente pequeno, misture a gema, o queijo cottage, o vinagre, a mostarda e tempere com sal e pimenta-do-reino.

Adicione a mistura progressivamente ao caldo de legumes com cebola quando esta estiver fria, mexendo bem. Sirva o molho quando estiver frio.

Cenoura

Apesar de seus 7g de carboidratos, o dobro do tomate, considero a cenoura um excelente alimento para emagrecer. Antes de tudo, é um legume que as crianças apreciam, principalmente ralado. Quando adultos, continuamos gostando de cenoura e rapidamente começamos a apreciá-la cozida. O único inconveniente da cenoura ralada é o fato de ela absorver muito molho vinagrete. Assim, é imperativo que você use apenas vinagretes lights.

Características nutricionais gerais
No plano nutricional, a cenoura é rica em caroteno, precursor vegetal da vitamina A. A cenoura é um dos três alimentos mais importantes na prevenção de inúmeros riscos (coração, câncer...). Calorias: 38 a cada 100g.

Papel na dieta Dukan
O gostinho açucarado da cenoura, sua textura crocante e seu bom poder de saciedade formam uma equipe vencedora. Nunca se deixe impressionar pelo fato de que os diabéticos têm medo de consumir cenoura. Crua, sua assimilação não é tão rápida quanto a dos demais legumes. Cozida, seus açúcares penetram mais rápido, mas essa rapidez afeta apenas os diabéticos.

Modos de preparo na dieta Dukan
Pode ser consumida ralada, em forma de purê (que pode ser encontrado até mesmo congelado), de sopa ou em rodelas, acompanhando cozidos de carne bovina ou de vitela.

Sopa cremosa de cenoura com gengibre

Tempo de preparo: 10 min.
Tempo de cozimento: até que as cenouras fiquem bem cozidas (pique 1 cenoura com uma faca. A lâmina deve passar facilmente.)
Para 2 pessoas

- 4 cenouras
- 1 colher de café de gengibre em pó
- 500ml de água
- 1 cubo de caldo de galinha sem gordura
- 1 dente de alho picado
- 1 colher de sopa de creme de leite light
- Sal, pimenta-do-reino

Descasque as cenouras e corte-as em fatias finas.

Em uma panela, esquente 6 colheres de sopa de água, colocando também a cenoura. Em seguida, adicione o gengibre, a água, o caldo de galinha amassado e o alho picado.

Cozinhe em fogo brando, tampando até que as cenouras fiquem cozidas. Tempere com um pouco de sal e de pimenta-do-reino.

Bata tudo no liquidificador. Se a sopa estiver muito grossa, adicione um pouco de água.

Acrescente o creme de leite light e bata novamente. Ajuste o tempero. Sirva quente.

Chicória

A parte mais consumida da chicória são as suas folhas, que podem ser lisas ou crespas e possuem um sabor único, levemente amargo.

Características nutricionais gerais
Além de possuir baixo teor calórico, a chicória é uma fonte das vitaminas A, C e D e do complexo B, além de sais minerais como o cálcio, o ferro e o fósforo.

Papel na dieta Dukan
A chicória pode ser consumida em saladas ou refogada, em omeletes, sopas e tortas.

Modos de preparo na dieta Dukan
Quando ela é consumida cozida, o sabor amargo da chicória tende a diminuir. Deve-se preferencialmente adicionar a chicória quando o prato estiver quase pronto, para evitar seu cozimento excessivo.

Salada de ovos com chicória

Tempo de preparo: 25 min.
Para 4 pessoas

- 2 ovos
- 2 colheres de sopa de requeijão 0% gordura
- 1 colher de sopa de mostarda
- 1 colher de chá de vinagre de vinho branco
- 3 hastes de aipo
- 1 colher de chá de cebola picadinha
- 1 punhado de chicória
- Sal, pimenta-do-reino branca

Cozinhe os ovos por 8 minutos. Descasque e reserve na geladeira.

Fatie o aipo e pique os ovos frios. Se preferir, amasse-os com um garfo.

Junte em uma tigela os ovos, o aipo, o requeijão e a cebola picadinha. Misture delicadamente.

Tempere com o vinagre, o sal, a pimenta-do-reino e disponha sobre uma cama de chicória fatiada finamente. Adicione mostarda por cima e sirva.

Chuchu

Fruto de uma trepadeira, o chuchu é considerado um dos legumes menos atraentes. Por ser um alimento que combina facilmente com o tempero das carnes, ele acaba se tornando um ótimo acompanhamento.

Características nutricionais gerais
O chuchu tem um teor calórico muito baixo, além de ser um alimento de baixo índice glicêmico. Também é um legume rico em água e em fibras que auxiliam na melhora do funcionamento do intestino. Útil no controle dos níveis de açúcar no sangue, ele é uma boa fonte de vitamina C, vitamina E, tiamina, cálcio, fósforo e zinco.

Papel na dieta Dukan
O chuchu pode ser servido de diversas formas: saladas, suflês, sopas, cremes ou como acompanhamento dos pratos principais.

Modos de preparo na dieta Dukan
O chuchu deve ser consumido cozido.

Bolinho de chuchu

Tempo de preparo: 35 min.
Para 8 pessoas

- 2 chuchus cortados em cubos
- 5 colheres de sopa de farelo de aveia
- 1 colher de sopa de farelo de trigo
- 1 ovo
- 100g de queijo ricota light
- 1 colher de sopa amido de milho
- 1 sachê de caldo de legumes 0% gordura
- Sal, pimenta-do-reino

Coloque o chuchu para cozinhar em água com sal. Cozinhe entre 5 a 10 minutos para que fique bem macio. Escorra toda a água e faça um purê com o chuchu. Caso o purê solte muita água, escorra novamente em uma peneira.

Acrescente a ricota ao purê e mexa bem até que fique homogêneo. Coloque também a gema do ovo, o caldo de legumes 0% gordura, os farelos e o amido de milho e misture até formar uma massa homogênea.

Bata a clara em neve e acrescente à mistura.

Coloque colheradas da massa em uma assadeira com folha de silicone.

Asse em um forno preaquecido a 180º C até dourar bem.

Cogumelo

No meio do caminho, entre o vegetal e o animal, costuma-se apresentar o cogumelo como uma carne vegetal, em função de sua textura firme e resistente. O representante mais conhecido é o cogumelo Paris, pois é cultivado industrialmente. Os cogumelos selvagens são alimentos de luxo e, por isso, mais ocasionais.

Características nutricionais gerais
No plano nutricional, o cogumelo Paris é um pseudovegetal. Pouco calórico (35 calorias a cada 100g), com cerca de 3g de proteínas a cada 100g

Papel na dieta Dukan
Na minha dieta, o cogumelo é recomendado justamente por sua textura distinta e seu elevado poder de saciedade Além disso, os cogumelos são mais ricos em proteínas do que a maior parte dos legumes verdes. Costumam ser do agrado de todos e adicionam diversidade à minha dieta, pois são os únicos que sobrevivem sem a ajuda da clorofila

Modos de preparo na dieta Dukan
O cogumelo Paris pode ser consumido cozido ou cru Quando cru, ele entra nas saladas. Se encontrar um cogumelo grande, corte-o em fatias bem finas, de cima para baixo, inclusive o cabo. Em seguida, coloque-o em um prato e ajeite para que fiquem de lado e preencham os espaços entre as fatias. Depois, acrescente um pouco de molho com um spray (vinagrete Dukan). Quando cozido, o cogumelo pode ser refogado na frigideira (com 3 gotas de óleo + papel-toalha, para retirar o excesso) ou

recheado com carne ou com tartare de salmão. Também acompanha muito bem um omelete, em que pode ser adicionado a uma fatia de presunto picado, ou, ainda, entrar no preparo de uma panqueca de farelo de aveia. Para sempre ter cogumelos em casa, você pode comprá-los congelados ou em conserva. Os demais cogumelos acompanham muito bem carnes e aves.

Creme de cogumelos Paris

Tempo de preparo: 15 min. Tempo de cozimento: 10 min.
Repouso: 60 minutos   Para 6 pessoas

- 500g de cogumelos Paris
- 1 ramo de estragão
- 4 fatias de carne-seca
- 250ml de creme de leite light
- Sal, pimenta-do-reino

Lave os cogumelos e o estragão.

Corte os cogumelos em pedaços e refogue na frigideira com a carne-seca e o estragão.

Reserve algumas folhas para a decoração.

Em um liquidificador, bata o preparo com o creme de leite. Tempere com sal e pimenta-do-reino.

Despeje o creme de cogumelos em copinhos e decore com algumas folhas de estragão.

Couve

A couve é uma planta herbácea que se tornou um alimento muito nutritivo e de fácil digestão. É uma verdura muito utilizada na culinária.

Características nutricionais gerais
A couve é um alimento com baixo teor de calorias e de gordura, alto teor de fibras, e que possui também baixíssima quantidade de sódio. É um vegetal rico em vitamina A, C, K e vitaminas do complexo B como B1, B2 e B3, além de ser fonte de cálcio, cloro, ferro, enxofre, fósforo e magnésio.

Papel na dieta Dukan
É um vegetal de papel importante na desintoxicação do corpo, por possuir elementos que ajudam a eliminar as toxinas. A couve é certamente a melhor escolha para evitar uma oxidação celular. Você deve inclui-la na sua alimentação a partir da segunda fase da dieta.

Modos de preparo na dieta Dukan
Você pode consumi-la de diversas formas: sucos, sopas, saladas, refogadas... A couve é uma ótima aliada na sua dieta.

Trouxinha de ricota e couve com frango desfiado

Tempo de preparo: 45 min.
Para 6 pessoas

- ½ peito de frango sem osso e sem pele
- 3 folhas de couve
- 1 xícara de chá de ricota fresca
- 2 talos de salsinha
- Sal, pimenta-do-reino

Cozinhe o peito de frango em água com sal e desfie assim que estiver cozido.

Misture a ricota fresca peneirada, o frango desfiado e a salsa picada, e tempere com sal e pimenta-do-reino.

Corte as folhas de couve ao meio e retire os talos. Escalde em água fervente com sal por 30 segundos.

Retire as folhas da água e mergulhe-as em água gelada. Em seguida, drene e seque com um pano.

Coloque uma porção do recheio em cada metade de couve e feche como um envelope.

Esquente as trouxinhas no vapor por 5 minutos e sirva.

Couve-de-bruxelas

Couves bem pequenas, que têm um aspecto de batatinhas redondas. A couve-de-bruxelas é apreciada de diversas maneiras, mas é calórica para uma verdura. Não é grande aliada de uma dieta emagrecedora, contudo, é muito rica em fibras e tem um ótimo poder de saciedade. Deve ser reservada àqueles que gostam de seu sabor.

Características nutricionais gerais
Como todas as couves, é muito rica em vitamina C, em ácido fólico, potássio e conhecida por ser anticâncer. Contém 39 calorias a cada 100g.

Papel na dieta Dukan
Ao contrário das demais couves, a couve-de-bruxelas é consumida apenas cozida.

Modos de preparo na dieta Dukan
Cozinhe as couves-de-bruxelas na água e gratine-as com uma leve camada de parmesão ou acompanhadas do molho bechamel Dukan.

Gratinado de purê de couve-de-bruxelas com truta rosa

Tempo de preparo: 10 min. Tempo de cozimento: 20 min.
Para 4 pessoas

- 1kg de couve-de-bruxelas
- 4 filés de truta rosa
- 4 colheres de sopa de creme de leite light

Cozinhe as couves-de-bruxelas em uma panela de pressão, de 5 a 10 minutos. Ao final do cozimento, deixe esfriar e bata no liquidificador.

Coloque uma camada de purê de couve-de-bruxelas em 4 potinhos, com 1 colher de sopa de creme de leite light, 1 filé de peixe e 1 última camada de purê de couve-de-bruxelas.

Leve ao forno por 20 minutos a uma temperatura de 180º C.

Couve-flor

A couve-flor é um alimento de personalidade forte, universal, que pertence a todas as culturas. Logo, é um vegetal ao qual o homem está habituado. Nunca se esqueça de que há quanto mais tempo um alimento está presente na vida humana, mais ele é necessário à nossa saúde e mais a protege.

Características nutricionais gerais

No plano nutricional, é uma verdura muito pouco calórica (24 calorias a cada 100g), com 2g de proteínas e, além disso, 5g de carboidratos a cada 100g, o que lhe confere maciez. A couve-flor é, acima de tudo, um dos alimentos vegetais com maior teor de vitamina C, o que a torna um vegetal tônico e estimulante durante a dieta. Rica em potássio, a couve-flor exerce um efeito diurético que é muito bem-vindo a mulheres com problema de retenção de líquido. Rica em ácido fólico — nutriente importante para a mulher — e em vitamina B6 — substancial para aquelas que tomam contraceptivos orais. Mas, acima de tudo, a couve-flor é, junto com o brócolis, um dos alimentos que mais protegem contra o câncer.

Papel na dieta Dukan

Na minha dieta, a couve-flor é um alimento mestre, pois é consistente, tem um bom poder de saciedade, serve para inúmeras apresentações e preparos, é barata e muito boa para a saúde. Pode-se até mesmo dizer que é um alimento medicinal.

Modos de preparo na dieta Dukan

A couve-flor pode ser preparada crua, entrando na composição de múltiplas saladas. Também pode ser consumida no aperitivo, com molhos sem adição de gorduras. Já cozida, serve para uma infinidade de receitas e apresentações, o que mostra sua antiga cumplicidade com o homem. Experimente a couve-flor em um gratinado com molho bechamel Dukan levado ao forno, em purê com um pouco de creme de leite light ou em forma de sopa, com cominho. Também pode ser usada em recheios para carne ou ainda como picles, depois de marinada no molho vinagrete.

Creme de couve-flor com cominho

Tempo de preparo: 10 min. Tempo de cozimento: 45 min.
Tempo de refrigeração: 4 horas   Para 4 pessoas

- 200g de couves-flor cozidas no vapor
- 1 xícara de cogumelos cozidos no vapor
- 500ml de leite desnatado
- 1 colher de café de ágar-ágar
- 1 colher de café de cominho moído
- Flor de sal
- Pimenta-de-sichuan ou pimenta-preta

Em um liquidificador, bata todos os ingredientes, menos os cogumelos. Adicione o preparo a uma panela e cozinhe até ferver. Em seguida, deixe borbulhar por 30 minutos.

Despeje o preparo em potinhos separados e salpique com os cogumelos. Reserve na geladeira por pelo menos 4 horas.

Endívia

A endívia é um vegetal belga, oriundo da chicória. É uma verdura moderna, de fácil utilização, de longa conservação, pouquíssimo calórica, crocante e que capta o sabor do que a cerca. Seu único ponto fraco é o fato de ser amarga, e seu amargor fica concentrado na base. Basta retirá-la para que as crianças comam sem implicância.

Características nutricionais gerais

A endívia é muito pouco calórica — tem apenas 15 calorias a cada 100g —, além de ser o vegetal mais rico em acido fólico (muito bom em caso de gravidez ou de doenças cardiovasculares), cálcio e potássio. Também é levemente diurético.

Papel na dieta Dukan

A endívia é uma excelente verdura para a minha dieta. Crua, é deliciosa para saladas, tanto em folhas quanto cortada em quartos, e servida com molho balsâmico Dukan ou, ainda, com molho de requeijão cremoso 0% gordura com um pouquinho de queijo roquefort ou outro queijo azul. Você também pode, simplesmente, usar um aroma de queijo. Quando cozida, a endívia costuma ser preparada na brasa e fica com um sabor típico, precioso e refinado.

Modos de preparo na dieta Dukan

A endívia pode simplesmente ser feita em um guisado, mas precisa do molho bechamel Dukan. A receita mais clássica é a endívia guisada envolta por uma fatia de presunto light com molho bechamel Dukan e, em seguida, gratinada no forno com um pouco de parmesão, de acordo com a fase da dieta e o resultado obtido.

Endívias à moda norueguesa

Tempo de preparo: 10 min.
Para 4 pessoas

- 3 fatias de salmão defumado
- 1 ovo cozido amassado
- 5 endívias
- Suco de 1 limão
- 1 colher de sopa de mostarda
- 2 colheres de sopa de endro ou dill
- 1 colher de sopa de pimenta-rosa
- Sal, pimenta-do-reino

Retire as folhas exteriores e o cone da base de cada endívia. Lave tudo.

Corte o salmão e as endívias em fatias finas, no sentido do comprimento. Tempere com 1 colher de sopa de suco de limão.

Em um recipiente, adicione o suco de limão restante, a mostarda, o sal e a pimenta-do-reino. Adicione também o ovo cozido.

Coloque as fatias de endívias e de salmão em 4 pratos.

Despeje o molho e finalize com um pouco de endro ou dill e pimenta-rosa.

Erva-doce

Um alimento muito importante para a dieta, a erva-doce é crocante, tem um delicioso sabor de anis, é ligeiramente adocicada e refrescante, tem bom poder de saciedade e serve para uma infinidade de preparos, cozida ou crua.

Características nutricionais gerais
A erva-doce é pouco calórica, com apenas 20 calorias a cada 100g, o que facilita a digestão de pratos gordurosos e indigestos. Muito rica em potássio, tem um bom teor em vitamina C e ácido fólico.

Papel na dieta Dukan
Na minha dieta, a erva-doce apresenta a vantagem de dar um toque crocante que pode fazer falta àqueles que buscam e apreciam este tipo de textura. Pode ser consumida crua, como os italianos gostam, em uma salada com vinagrete ou com suco de limão siciliano. A erva-doce serve para inúmeros tipos de salada e adiciona a elas seu delicioso perfume de anis e seu frescor firme e crocante. Cozida ou simplesmente escaldada, para não perder seu sabor de anis, pode ser feita na brasa ou salteada para acompanhar outros pratos, seja sozinha ou com outros vegetais.

Modos de preparo na dieta Dukan
Pode ser preparada com creme de leite light em um gratinado, ou mesmo grelhada, como se faz na Espanha, adicionando 3 gotas de azeite e utilizando papel-toalha para retirar o excesso da placa da grelha.

Salada refrescante de sabores do mar com erva-doce

Tempo de preparo: 10 min. Refrigeração: 30 min.
Para 4 pessoas

- ¼ de pepino médio
- ¼ de couve chinesa
- 1 erva-doce média
- 300g de kani picado
- 200g de camarões sem casca
- Maionese Dukan (ver receita na página 253)

Descasque e corte o pepino. Pique a couve chinesa e a erva-doce em pedaços pequenos.

Coloque tudo em um escorredor de macarrão. Lave em bastante água corrente.

Corte os camarões em pedaços pequenos e adicione o kani picado.

Misture tudo em um recipiente grande, junto com a maionese Dukan.

Reserve na geladeira e retire apenas no momento de servir.

Espinafre

Hoje em dia, o espinafre é consumido mais cozido do que cru, mais em conserva do que preparado fresco e mais congelado do que em conserva. Não é a verdura dos sonhos. Raras são as crianças que pedem para comê-la. E ele costuma ser apreciado de acordo com seu modo de preparo.

Características nutricionais gerais
Muito pouco calórico, com apenas 18 calorias a cada 100g. O espinafre é uma grande fonte de acido fólico para as mulheres grávidas e para quem tem problema de coração. É conhecido por seu ferro (simbolizado pelos bíceps do Popeye) e sua grande quantidade de vitamina A. O espinafre é muito saudável, mas é preciso aprender a gostar dele e, principalmente, a prepará-lo.

Papel na dieta Dukan
Em meu método e na minha dieta, em que as mulheres são maioria, o espinafre é um alimento precioso por causa do seu teor de ferro, o que costuma faltar às mulheres que menstruam muito ou que têm ciclos muito irregulares. Aconselha-se preparar o espinafre no molho da carne de acompanhamento, que também é rica em ferro, ou em forma de caldo. Ou, de maneira mais simples, você pode comer espinafre com creme de leite light.

Modos de preparo na dieta Dukan
O espinafre combina muito bem com leite, requeijão cremoso 0% gordura e ovos (você pode cozinhá-lo em um omelete ou fazer um gratinado, com um pouquinho de parmesão). Também pode ser usado como recheio de carnes. É o acompanhamento recomendado para a

vitela, para aves ou peixes, principalmente o salmão, por conta do que o peixe traz de gordura marítima e também pela combinação de cores.

Torta salgada de vieiras com espinafre

Tempo de preparo: 30 min. Tempo de cozimento: 25 min.
Para 4 pessoas

- 300g de vieiras congeladas
- 1 ovo + 1 clara
- 2 colheres de sopa de tofu cremoso
- 250g de folhas de espinafre congelado
- 125ml de leite desnatado
- 25g de amido de milho
- Sal, pimenta-do-reino

Descongele as vieiras e o espinafre. Seque as vieiras e tempere com sal e pimenta-do-reino.

Em uma frigideira, adicione 3 gotas de azeite e retire o excesso com papel-toalha. Cozinhe as vieiras.

Em uma panela, esquente o espinafre e pressione, para retirar a água.

Bata os ovos (ovo inteiro + clara) com o amido de milho e, em seguida, misture com o tofu cremoso. Tempere com sal e pimenta-do-reino.

Em um prato que possa ser levado ao forno, espalhe o espinafre e as vieiras e cubra tudo com o preparo anterior.

Leve ao forno e asse por cerca de 25 minutos a uma temperatura de 180º C.

Jiló

Comumente, o jiló não é um dos alimentos mais populares no mercado. É um fruto classificado como planta herbácea, pertencendo à mesma família que o pimentão e a berinjela.

Características nutricionais gerais
A composição do jiló é 90% de água. Ele possui uma boa quantidade de fibras, que promovem sensação de saciedade no organismo, e também é pouco calórico (38 kcal a cada 100g). O jiló é fonte das vitaminas A, C e do complexo B, como a vitamina B5, e de flavonoides e minerais como o ferro e o fósforo.

Papel na dieta Dukan
O jiló é um alimento essencial na manutenção do sistema cardíaco devido a sua composição nutricional. É um vegetal que você poderá acrescentar a partir da segunda fase da dieta, assim como os outros, sendo um ótimo aliado na sua perda de peso, pois promove bastante saciedade e possui poucas calorias.

Modos de preparo na dieta Dukan
É um alimento que você poderá consumir sempre que desejar, de preferência preparado como acompanhamento.

Isca de fígado com jiló

Tempo de preparo: 1h20
Para 6 pessoas

- 300g de fígado de vitela
- 1 xícara de leite desnatado
- 2 dentes de alho
- 5 jilós pequenos
- Sal, pimenta-do-reino

Corte o fígado em iscas. Tempere com sal, pimenta-do-reino e alho picadinho. Deixe de molho no leite por 1 hora. Escorra bem.

Corte o jiló em quatro. Tempere com sal e pimenta-do-reino.

Toste o jiló na frigideira antiaderente em temperatura baixa, dourando todos os lados. Retire da frigideira e reserve.

Esquente bem a frigideira e adicione o fígado. Doure rapidamente para que ele não fique borrachudo e amargo.

Misture com o jiló e sirva.

Nabo

O nabo está bem classificado entre os legumes que possuem baixo teor de calorias e é um ótimo aliado na perda de peso.

Características nutricionais gerais
Este vegetal possui altas doses de vitamina C, de cálcio e de potássio. Nas folhas do nabo é que você pode encontrar a maior concentração de seus nutrientes, que o constituem como um excelente alimento, com alto teor de vitamina A, vitaminas do complexo B e vitamina C.

Papel na dieta Dukan
O nabo é considerado um alimento de sabor levemente amargo, o que pode levar muitas pessoas a não o incluírem em suas dietas. No entanto, se ele for preparado da maneira correta, pode tornar-se muito saboroso, além de ser um ótimo acompanhamento para saladas.

Modos de preparo na dieta Dukan
O nabo pode ser consumido por completo, pois todas as suas partes possuem nutrientes que trazem benefícios à saúde.

Cuscuz com nabo e vegetais

Tempo de preparo: 40 min.
Para 6 pessoas

- 2 xícara de cuscuz marroquino
- 2½ xícaras de água
- 1 sachê de caldo de carne 0% gordura
- 200g de nabo
- 1 abobrinha italiana
- 1 tomate
- 1 cenoura pequena

Corte os vegetais em cubinhos.

Dissolva o caldo de carne na água e deixe ferver. Adicione a cenoura e tampe.

Cozinhe a cenoura e o nabo no caldo até ficar al dente. Adicione a abobrinha e cozinhe por 30 segundos.

Despeje o caldo fervente sobre o cuscuz e tampe por 1 minuto. Afofe com um garfo e sirva a seguir.

Palmito

O palmito é a parte final do broto de uma árvore: a palmácea. É um produto silvestre e selvagem que não costuma ser cultivado pelo homem, portanto, sua exploração não é intensa. Quando em conserva, se torna um vegetal interessante e, por este motivo, entra na lista dos meus 100 alimentos. Escolha um palmito de boa qualidade, para que seja mais macio e menos fibroso.

Características nutricionais gerais
No plano nutricional, traz apenas 25 calorias a cada 100g e 2,3g de proteínas.

Papel na dieta Dukan
Na minha dieta, o palmito tem uma consistência firme e resistente, que demanda uma forte mastigação. É pouco calórico e tem um bom teor de proteínas para um vegetal. É original e exótico e traz diversidade à dieta. Além de tudo, é vendido em conserva, o que o torna muito prático, pois já vem pronto.

Modos de preparo na dieta Dukan
O palmito pode ser usado como um legume, seja em uma salada, seja como aperitivo, sempre consumido com o molho vinagrete Dukan. Cozido, o palmito é ótimo para acompanhar aves, carnes e peixes. Nesse caso, experimente com molho bechamel Dukan ou com molho de tomate caseiro. Minha receita preferida é o enroladinho de salmão defumado com palmito, limão siciliano e endro ou dill.

Enroladinhos de salmão defumado com palmito

Tempo de preparo: 10 min. Tempo de cozimento: 3 min.
Para 6 pessoas

- 6 fatias de salmão defumado
- 6 palmitos
- 250g de ricota temperada com ervas finas
- 150ml de leite desnatado
- 1 pitada de curry em pó

Enrole os palmitos com as fatias de salmão e reserve na geladeira.

Enquanto isso, amasse a ricota temperada com ervas finas e misture com o leite desnatado e a pitada de curry em pó.

Se necessário, ajuste o tempero com sal e pimenta-do-reino e, se achar que o creme ficou muito grosso, mais um pouco de leite desnatado.

Despeje o molho sobre os enroladinhos antes de servir.

Pepino

O pepino é um símbolo da magreza, pois é o menos calórico de todos os legumes verdes e o mais pobre em açúcares e carboidratos.

Características nutricionais gerais
Prepare-se: no plano nutricional o pepino traz apenas 10 calorias e 1,8g de carboidratos a cada 100g, e também fornece potássio, magnésio e 1g de fibras. É um pequeno campeão!

Papel na dieta Dukan
Na minha dieta, dou ao pepino um lugar especial, pois, além de seu baixo teor energético, é um legume muito rico em sais minerais de qualidade, como o potássio. Isso lhe confere características diuréticas. Rico em água e muito refrescante, o pepino é crocante, o que as pessoas costumam apreciar ao longo da dieta. E, finalmente, combina muito bem com iogurte magro, que é o líder dos alimentos para emagrecer na categoria dos laticínios.

Modos de preparo na dieta Dukan
São inúmeras as maneiras de se preparar o pepino. Pode ser usado em saladas, simples ou com legumes, em tzatziki com iogurte, junto com kani regado de suco de limão siciliano e também entra na composição do gaspacho.

Pepinos em conserva com kani

Tempo de preparo: 1h30
Para 4 pessoas

- 2 pepinos japoneses
- 1 colher de café de gergelim preto
- 2 bastões de kani
- 1 colher de sopa de sal

Fatie os pepinos com o auxílio de um fatiador de legumes. Coloque em uma travessa. Adicione o sal e mexa bem. Coloque um peso sobre a travessa e deixe o pepino no sal durante 1 hora.

Lave bem o pepino por três vezes e esprema para sair todo o líquido. Experimente um; se estiver salgado, lave mais uma vez.

Fatie o kani bem fininho.

Junte o pepino ao kani e salpique com o gergelim.

Pimentão

O pimentão é um legume de polpa espessa e de consistência crocante e macia (no caso do pimentão vermelho). Suculento e fácil de se transportar, é um legume que pode ser consumido de diversas maneiras diferentes.

Características nutricionais gerais
No plano nutricional, o pimentão é, ao lado da couve, o legume mais rico em vitamina C que existe (mais do que a laranja). Também é rico em vitamina A, em potássio e em ácido fólico, tudo isso por apenas 27 calorias a cada 100g.

Papel na dieta Dukan
O pimentão é um legume de ponta na dieta Dukan. Cru, pode ser usado em saladas de tomate, como à moda de Nice. Também pode ser consumido cru com molhos ou em simples tiras longas, como serpentinas. Cozido, pode ser recheado, graças ao espaço em seu interior e por ser suficientemente firme para não se desfazer durante o cozimento.

Modos de preparo na dieta Dukan
O preparo mais interessante do pimentão é grelhado: asse no forno, virando-o até que a casca fique escura. Coloque o pimentão em um saco de papel até esfriar. Deste modo, sua casca se torna fácil de retirar. Existem duas soluções: a principesca e a imperial. Na principesca, corte em pedaços grandes, acrescente alho, tempere com sal, pimenta-do-reino e... aguarde. Um molho viscoso sai do pimentão e ele parece banhado em azeite: uma miragem para os olhos e para as papilas gustativas. Na imperial, deve ser preparado quando estiver fazendo sol. Você deve colocar pimentões inteiros em uma superfície de madeira e deixá-los o dia

inteiro sob o sol. Vire os pimentões no dia seguinte, até que sequem e que suas polpas fiquem macias. Depois, coloque em um pote com azeite aromatizado, tempere com sal, pimenta-do-reino e salpique com páprica. Espere o máximo de tempo possível, pelo menos 45 dias, para consumir em seguida, retirando o excesso de oleosidade com papel-toalha. Você já teve a impressão de "comer o sol"?

Frango com três pimentões

Tempo de preparo: 10 min. Tempo de cozimento: 10 min.
Para 4 pessoas

- 4 escalopes de frango bem finos
- 1 pimentão vermelho
- 1 pimentão amarelo
- 1 pimentão verde
- Suco de 2 limões sicilianos
- Tomilho fresco
- Sal, pimenta-do-reino

Lave os 3 pimentões e corte-os em bastões finos. Corte os escalopes pela metade, no sentido do comprimento. Tempere com sal, pimenta-do-reino e tomilho fresco.

Adicione um bastão de cada pimentão sobre um pedaço de frango e enrole o escalope. Mantenha fechado com um palito para formar pequenos espetinhos.

Tempere com um pouco de suco de limão siciliano e reserve na geladeira durante 1 hora.

Preaqueça a grelha do forno (você também pode assar em uma churrasqueira). Retire os espetinhos da geladeira e grelhe de 8 a 10 minutos, virando-os na metade do tempo.

Tempere com mais um pouco de suco de limão siciliano na hora de servir.

Quiabo

O quiabo é um fruto que tem uma aparência verde e peluda, com um interior repleto de sementes e de uma gosma viscosa. Ele é normalmente consumido antes da sua maturação.

Características nutricionais gerais
O quiabo contém um alto teor de vitaminas e minerais, tais como: vitamina A, C, E, K e do complexo B. Além disso, possui os minerais cálcio, ferro, magnésio e potássio. É um alimento que tem poucas calorias (35kcal a cada 100g) e um alto teor de fibras.

Papel na dieta Dukan
Devido ao seu sabor único, talvez o quiabo não seja um dos principais alimentos da sua dieta. A melhor parte da adição desse alimento à sua dieta, no entanto, é a grande quantidade de fibras encontradas nele.

Modos de preparo na dieta Dukan
Você pode preparar o quiabo cozido, refogado ou grelhado em saladas.

Frango com quiabo e polenta

Tempo de preparo: 1h15
Para 4 pessoas

- 4 coxas com sobrecoxa de frango sem pele
- 250g de quiabo
- 1 xícara de fubá
- 4 dentes de alho
- 1 cebola
- Suco de 1 limão
- 1 sachê de caldo de galinha 0% gordura
- Sal, pimenta-do-reino

Pique o alho e a cebola e refogue com um pouco de água.

Adicione o quiabo em pedaços grandes e cubra com 500ml de água. Dissolva o caldo de galinha na água e deixe ferver.

Adicione os pedaços de frango temperados com sal e pimenta-do-reino.

Tempere o caldo com o suco de limão.

Abaixe o fogo e deixe cozinhar em fervura leve durante cerca de 30 minutos, até amolecer.

Retire os pedaços de frango com uma escumadeira e reserve.

Adicione o fubá e cozinhe por cerca de 30 minutos, mexendo sempre. Se precisar, adicione mais água para deixar a polenta mole.

Na hora de servir, adicione os pedaços de frango de volta à panela e sirva.

Rabanete

O rabanete é um ótimo legume para emagrecer. É quase um aperitivo, quando não é servido como entrada. Os rabanetes pretos são mais picantes, mas têm seus adeptos.

Características nutricionais gerais
Pouco calórico — apenas 20 calorias a cada 100g —, o rabanete, como a maior parte dos legumes, é uma fonte de vitamina C, potássio e ácido fólico.

Papel na dieta Dukan
Consumido exclusivamente cru, o rabanete é fresco, firme, crocante e não precisa de muito: apenas um pouco de sal. A manteiga como acompanhamento deve ser evitada. Colorido e fácil de transportar, é interessante para quem almoça todos os dias fora de casa. O único inconveniente do rabanete, que se tornou importante nos tempos atuais, que demandam rapidez e praticidade, é ter que lavar e cortar suas raízes e ramas e, às vezes, descascar uma parte de sua casca, responsável por seu sabor picante.

Modos de preparo na dieta Dukan
O rabanete é degustado cru, com sal.

Ovos cozidos com queijo cottage 0% gordura e rabanete

Tempo de preparo: 10 min. Tempo de cozimento: 10 min.
Para 6 pessoas

- 50g de rabanete ralado
- 100g de queijo cottage 0% gordura
- 6 ovos
- Sal, pimenta-do-reino

Cozinhe os ovos em água fervente por 10 minutos. Uma vez cozidos, retire a casca, lave-os e seque-os.

Corte os ovos pela metade e retire as gemas. Reserve as claras firmes. Em um recipiente, adicione o queijo cottage, o rabanete ralado e as gemas. Tempere com sal e pimenta-do-reino.

Misture tudo até obter um preparo homogêneo. Experimente e ajuste o tempero.

Recheie as claras com a mistura, usando uma colher pequena.

Repolho

O repolho representa uma família de verduras universais. É um dos alimentos fundamentais do patrimônio da humanidade. Um alimento poderoso para a dieta. Ele é denso e sacia, mas infelizmente é menos atrativo que o tomate ou a alface. Dentre as muitas variedades do repolho, o roxo é o que mais surpreende e seduz, graças à sua bela cor, que se deve à acidez do solo em que cresce. Além disso, dentre todos os repolhos, é o mais macio e mais consumido em saladas.

Características nutricionais gerais
No plano nutricional, o repolho, branco ou roxo, talvez seja o alimento com mais propriedades medicinais. É uma verdadeira farmácia vegetal: verdura fonte de vitamina C, repleta de ácido fólico e potássio, além de vitamina B6. Também é um alimento reconhecido por suas virtudes anticancerígenas. Logo, deve ser uma das primeiras escolhas de vegetais para as famílias que correm esse risco, especialmente em caso de obesidade.

Papel na dieta Dukan
Alimento muito importante em minha dieta, este vegetal anticancerígeno tem por excelência uma riqueza excepcional em vitaminas e micronutrientes. A culinária japonesa fez com que o repolho ficasse na moda: a salada de repolho cortado bem fininho, por exemplo. No restaurante, basta pedir para que o molho seja servido à parte e usar molhos sem açúcar. Tradicionalmente o repolho é cozido, seja em água, no vapor, na brasa, salteado ou recheado. É o caso da receita de folhas de repolho recheadas ou de mil-folhas de salmão, quando se alterna uma fatia de repolho e uma de salmão. Mas o repolho também pode ser consumido ralado, em molhos vinagrete.

Modos de preparo na dieta Dukan
O chucrute é o repolho fermentado quando suas folhas picadas entram em contato com sal, o que o torna mais digerível, e costuma acompanhar salsichas e linguiças. É um excelente prato para emagrecer, quando a carne é bem escolhida e não tem gorduras, e também quando se usa um bom vinho branco, cujo álcool evapora, mas cujo aroma permanece. Experimente também o chucrute com peixes e frutos do mar!

Repolho recheado

Tempo de preparo: 10 min. Tempo de cozimento: 45 min.
Para 4 pessoas

- 1 repolho branco grande
- 300g de carne moída magra
- 1 cebola
- 2 a 3 colheres de sopa de molho de tomate
- Sal, pimenta-do-reino

Cozinhe o repolho em água fervente por alguns minutos e, em seguida, escorra a água. Retire as folhas maiores até chegar ao miolo, onde há uma cavidade para o recheio.

Misture a carne moída e a cebola picada e tempere com sal e pimenta-do-reino.

Refogue o recheio em uma frigideira antiaderente, adicionando também o molho de tomate.

Recheie o repolho com o preparo da frigideira e feche-o com as folhas. Amarre tudo com um barbante de cozinha.

Cozinhe o repolho em uma panela, tomando o cuidado de virá-lo para cozinhar todos os lados. Depois, o mantenha em fogo brando, sem tampa, durante 45 minutos.

Rúcula

A rúcula é uma planta pequena que tem folhas alongadas e um sabor muito forte, amargo e um pouco picante, que algumas pessoas podem não apreciar.

Características nutricionais gerais
A rúcula é rica em vitamina A, C e minerais como o potássio, o ferro e o enxofre, além de ter poucas calorias e um alto teor de fibras (cerca de 1,6g a cada 100g).

Papel na dieta Dukan
A rúcula é um ótimo aliado na dieta devido ao seu alto teor de fibras.

Modos de preparo na dieta Dukan
É um vegetal que pode ser utilizado principalmente em saladas, sucos ou sanduíches. Em algumas preparações a rúcula é refogada ou cozida, diminuindo um pouco o seu sabor, pois ele pode acabar sendo mascarado por outros tipos de condimentos.

Frango com crosta de rúcula

Tempo de preparo: 45 min.
Para 4 pessoas

- 2 peitos de frango sem osso e sem pele
- 2 fatias de presunto magro
- 1 fatia de pão integral
- ½ maço de rúcula
- 1 clara
- Sal, pimenta-do-reino

Pique bem o presunto.

Divida os peitos em dois. Tempere-os com sal e pimenta-do-reino e os cubra com o presunto.

Bata o pão e as folhas de rúcula no processador até obter uma farofa verde. Tempere com sal e adicione 1 clara. Bata novamente.

Cubra os peitos com a pasta verde, apertando com a ajuda de uma folha de plástico.

Leve para assar no forno preaquecido a 180° C por 15 minutos.

Tomate

O tomate é um dos alimentos mais importantes da dieta Dukan. É também um dos mais representativos da alimentação universal. Graças aos meios de distribuição atuais, é possível comprar tomates em qualquer estação.

Características nutricionais gerais
Pouco calórico, o tomate tem apenas 20 calorias a cada 100g. É rico em vitaminas B, K e C e em licopeno (o pigmento ao qual deve sua cor, próxima do caroteno).

Papel na dieta Dukan
Gostar e consumir tomates com frequência é, em si, de grande ajuda na luta contra o sobrepeso. E, ao contrário, não comer tomate pode facilitar o ganho de peso. A vantagem do tomate é que ele pode ser usado de diversas formas: em saladas, cru com sal ou com vinagrete. Sua casca firme faz com que seja facilmente transportável. É ligeiramente acidulado e suculento, o que faz com que possa ser consumido sem vinagrete (ou seja, principalmente sem azeite).

Modos de preparo na dieta Dukan
Cozido, o tomate pode ser recheado, à moda provençal. Também é um dos ingredientes principais da ratatouille. Além disso, é a própria substância do gaspacho. E, claro, é praticamente o único ingrediente do molho de tomate. Combina muito bem com alho, cebola, manjericão, estragão, tomilho, louro, orégano e cominho (não se esqueça de que, quanto mais temperos usar, mais você vai emagrecer). Uma outra combinação de sucesso é a do tomate com o pimentão e a berinjela. O tomate também fica óti-

mo com as proteínas do mar: atum, sardinha. Mas também com as carnes de boi, de frango, de vitela e, finalmente, com ovos. Em conserva, o tomate existe em uma infinidade de molhos, extrato, tomates inteiros ou purê. Também pode ser ingerido em forma de suco, como aperitivo. Quando seco, diminui de tamanho e adquire um sabor excepcional. Basta tirar o excesso de azeite do tomate seco com papel-toalha e, então, ele se torna um notável instrumento de dieta.

Tomate recheado com carne

Tempo de preparo: 10 min. Tempo de cozimento: 45 min.
Para 2 pessoas

- 4 tomates grandes
- 300g de carne moída magra
- 2 cebolas
- 2 dentes de alho
- 1 cebola pérola
- Salsa
- Sal, pimenta-do-reino

Preaqueça o forno a uma temperatura de 180º C. Descasque e corte as cebolas, o alho, a cebola pérola e refogue tudo em uma frigideira antiaderente com 3 colheres de sopa de água.

Quando a frigideira estiver bem quente, adicione, fora do fogo, a carne moída temperada com sal e pimenta-do-reino.

Corte uma tampa, de cerca de 1cm, do tomate e esvazie-o, retirando a água e as sementes.

Reserve a polpa e adicione ao recheio.

Recheie os tomates e leve ao forno durante 45 minutos, à mesma temperatura.

Vagem

É um símbolo tão forte de magreza que até o próprio Dior dedicou uma coleção à vagem, homenageando a mulher longilínea: a linha Haricot Vert, nome da vagem em francês.

Características nutricionais gerais
No plano nutricional, a vagem é uma verdadeira bomba nutritiva. Pouco calórica, 30 calorias quando crua e 23 quando cozida, a cada 100g. Extremamente magra, apenas 0,2g de lipídios a cada 100g. Traz 4g de carboidratos, mas contém muita vitamina A — 200g de vagem fornecem a metade da necessidade diária. A vagem também é muito rica em vitamina B1 e em ácido fólico, essencial para a mulher grávida.

Papel na dieta Dukan
Na minha dieta, a vagem é um dos alimentos mais úteis, um dos meus três legumes mais importantes. Antes de mais nada, ela é muito pouco calórica. É um dos vegetais mais ricos em proteína e também em metionina, porém lhe falta lisina. Combina muito com cereais que, ao contrário da vagem, são ricos em lisina e pobres em metionina. Assim, farelo de aveia e vagem, juntos, são capazes de criar proteínas completas, fundamentais para o vegetariano. A vagem é rica em pectina, a fibra solúvel que confere propriedades medicinais à maçã. A pectina absorve cerca de trinta vezes seu próprio volume de água e ocupa o estômago durante muito tempo, fazendo com que a sensação de saciedade dure mais. Cerca de 200g de vagem podem eliminar um grande apetite. Além disso, a pectina tem o poder de se colar a tudo que a cerca no intestino, ou seja, nutrientes e calorias, sequestrando-os e eliminando-os nas fezes, o que reduz moderadamen-

te o valor calórico de suas refeições. E tem mais: estatisticamente, é o legume mais aceito por todos, inclusive crianças, que raramente se sentem atraídas por esse tipo de alimento. É também o acompanhamento mais consumido nos restaurantes franceses.

Modos de preparo na dieta Dukan
A vagem pode ser consumida com molho vinagrete ou pura, e também em saladas. No entanto, é consumida sobretudo quente, como acompanhamento de carnes e aves.

Vagem à bolonhesa

Tempo de preparo: 10 min. Tempo de cozimento: 20 min.
Para 2 pessoas

- 300g a 400g de vagem congelada
- 300g de carne moída magra
- Molho de tomate
- 1 cebola
- Ervas finas
- Sal, pimenta-do-reino

Cozinhe a vagem em água fervente e retire quando estiver cozida. Reserve.

Em uma panela, refogue a cebola com 3 colheres de sopa de água. Adicione a carne moída e tempere com sal, pimenta-do-reino e ervas finas.

Em seguida, acrescente o molho de tomate e cozinhe por alguns instantes. Quando a carne estiver cozida, misture o molho à bolonhesa com a vagem.

Molhos

Maionese Dukan

- 4 ovos cozidos
- 2 dentes de alho picados
- 1 cebola pequena picada
- Suco de ½ limão
- 125ml de leite desnatado
- Sal

Em um liquidificador coloque os ovos cozidos, o alho, a cebola e o suco de limão. Bata, adicionando o leite desnatado, até obter a consistência desejada.

Após o preparo, deixe na geladeira por 20 minutos e sirva frio.

Vinagrete Dukan

Em um recipiente, adicione ½ colher de sopa de mostarda, 1 pitada de sal, pimenta-do-reino, 2 colheres de sopa de vinagre balsâmico ou outro vinagre, e, em seguida, misture tudo, até obter um molho homogêneo.

Adicione 2 colheres de sopa de água mineral gasosa. Bata com um garfo.

Molho bechamel Dukan

Misture 2 colheres de sopa de amido de milho com leite desnatado frio.

Cozinhe durante alguns minutos em fogo baixo, mexendo sempre, até engrossar. Em seguida, tempere com pimenta-do-reino e 1 pitada de noz-moscada.

Este livro foi composto na tipologia ITC Cheltenham,
em corpo 10.5/15, e impresso em papel off-white no Sistema
Cameron da Divisão Gráfica da Distribuidora Record.